ÉTUDE CRITIQUE ET CLINIQUE

SUR LE

TRAITEMENT DE L'URÉMIE

PAR

Le Docteur F. ROLAND

Ancien interne des Hôpitaux de Paris
(Bicêtre — Bichat — Enfants-Malades)
Ancien Interne des Hôpitaux de Besançon

PARIS
G. STEINHEIL, ÉDITEUR
2, RUE CASIMIR-DELAVIGNE 2

1886

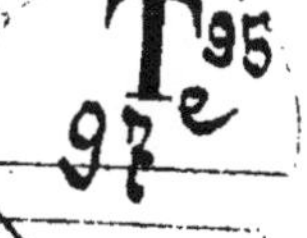

ÉTUDE CRITIQUE ET CLINIQUE

SUR LE

TRAITEMENT DE L'URÉMIE

ÉTUDE CRITIQUE ET CLINIQUE

SUR LE

TRAITEMENT DE L'URÉMIE

PAR

Le Docteur F. ROLAND

Ancien interne des Hôpitaux de Paris
(Bicêtre — Bichat — Enfants-Malades)
Ancien interne des Hôpitaux de Besançon

PARIS
G. STEINHEIL, ÉDITEUR
2, RUE CASIMIR-DELAVIGNE, 2

1886

ÉTUDE CRITIQUE ET CLINIQUE

SUR LE

TRAITEMENT DE L'URÉMIE

AVANT-PROPOS

Par ce temps de recherches microbiologiques, l'urémie est une des questions d'ordre purement clinique et thérapeutique qui ont le plus occupé le public médical.

Les diverses apparences que peuvent revêtir les accidents urémiques ont été l'objet d'une étude plus approfondie. A côté des trois grandes formes cérébrale, respiratoire et gastro-intestinale, et de la forme articulaire décrite par le professeur Jaccoud, l'analyse symptomatique a permis de découvrir ou de préciser d'autres manifestations qui complètent le tableau clinique de l'urémie, ou permettent de reconnaître ses états frustes.

Les troubles oculaires, et en particulier les amblyopies passagères sans rétinite albuminurique, la contraction des pupilles dont la valeur diagnostique a été fixée par M. le professeur Bouchard, sont autant de symptômes aujourd'hui mieux connus de cette toxhémie. Les troubles auditifs ont été complètement étudiés par MM. Dieulafoy, Tissot et Dommergues.

La thèse de notre collègue Soyer a vulgarisé le fait de la sensation de doigt mort, et plusieurs autres travaux récents ont ébauché la description des phénomènes cutanés dans l'affection qui nous occupe.

Les leçons de M. le professeur Ball, les récentes communications à la Société médicale des hôpitaux ont attiré l'attention sur la folie brightique, cette variété si importante des folies toxiques. Enfin, il est à peine besoin de rappeler les mémoires de MM. Raymond, Chantemesse et Tenneson, et les éléments nouveaux qu'ils viennent d'apporter à la question des paralysies urémiques. La thèse de notre collègue Ribail et la revue récente du Dr Giraudeau résument très complètement tout ce qui a trait aux nouvelles études sur les phénomènes cliniques de l'urémie.

En même temps que la symptomatologie s'est précisée et enrichie, la pathogénie de l'urémie a fourni le sujet de travaux d'une importance décisive. Le Cours de la Faculté et les publications de M. le professeur Bouchard ont fait définitivement justice de théories surannées, et ont fixé les termes exacts du problème, en fournissant les principaux éléments de sa solution. Nous serons plus d'une fois obligé dans le cours de ce travail de nous reporter à cet enseignement.

De nouvelles méthodes de traitement ont également surgi, et quelques-unes d'entre elles sont encore à l'épreuve. Mais, de plus, on parait tendre aujourd'hui à réhabiliter la pratique usuelle de la saignée contre les accidents urémiques; l'administration des diurétiques est surveillée ; les diaphorétiques sont à peu près condamnés, et, si l'on en croit plusieurs travaux récents, la méthode des purgatifs répétés doit subir à peu près le même sort que celle des diaphorétiques.

Nous avons été constamment frappé, pendant nos études médicales, de la contradiction qui règne, entre les auteurs modernes les plus recommandables, au sujet de la médication de l'urémie. Pour ne prendre qu'un exemple, tandis que la plupart de nos maîtres dans les hôpitaux usent largement des drastiques contre les phénomènes de l'insuffisance rénale, nous voyons M. le Dr Labadie-Lagrave, dans son article du Nouveau Dictionnaire, proscrire absolument l'emploi de ce moyen, et plusieurs autres médecins distingués conclure dans le même sens que lui.

Dans la mesure de nos forces nous désirons réagir contre cette dernière opinion. Nous basant le plus possible sur les connaissances actuellement acquises en pathogénie et en étiologie, nous essaierons dans ce travail de discuter la valeur de chacun des modes de traitement qui ont été proposés ou appliqués dans l'urémie.

A propos de chacune de ces médications nous rapporterons autant que possible l'appréciation des cliniciens qui se sont plus particulièrement occupés de ces questions dans les dernières années. Nous y ajouterons enfin nos modestes observations personnelles.

Après avoir étudié ces méthodes thérapeutiques et avoir mesuré leur valeur en général, nous tenterons, dans un chapitre distinct, de préciser les indications fournies par chacune des formes cliniques de la maladie.

Nous sommes heureux que l'usage nous autorise à remercier ici nos maîtres dans les hôpitaux de leurs excellentes leçons et de l'affection dont ils ont bien voulu nous honorer.

Que MM. le Drs Falret et Charpentier acceptent nos remerciements pour nous avoir enseigné la pathologie mentale pendant notre internat à l'hospice de Bicêtre.

Que M. le Dr Huchard reçoive l'expression de ma gratitude pour la bienveillance qu'il m'a témoignée pendant que j'étais son interne.

Je suis particulièrement reconnaissant à mon cher maître, M. le Dr Aug. Ollivier, des marques d'intérêt qu'il m'a tant de fois fournies, et je lui exprime ici mes sentiments de sincère attachement.

Je dois aussi remercier M. le Dr Lancereaux de l'obligeance avec laquelle il m'a autorisé à publier quelques observations de son service; je le remercie des précieux conseils qu'il m'a donnés, et de la liberté qu'il m'a laissée d'emprunter quelques détails à des leçons cliniques encore inédites sur le traitement de l'urémie.

Je prie enfin M. le professeur Damaschino d'agréer tous mes remerciements pour l'honneur qu'il m'a fait en acceptant la présidence de cette thèse.

I

Théories pathogéniques

Quelle que soit l'affection rénale au cours de laquelle se produisent les accidents urémiques, ceux-ci ont dans tous les cas une physionomie assez semblable pour qu'on puisse leur assigner une pathogénie unique. Conditions étiologiques variables, pathogénie commune, telles sont les formules universellement admises dans l'interprétation des phénomènes de l'insuffisance rénale. Mais quelle est cette pathogénie? Les opinions émises par les auteurs sont très nombreuses, et jusque dans ces derniers temps, il était difficile d'y faire un choix.

Un premier groupe de théories pathogéniques, qu'on pourrait appeler *théories anatomiques* de l'urémie, est basé sur la constatation de lésions cérébrales appréciables à l'autopsie.

La théorie de Traube a joui d'une grande vogue. Elle explique les symptômes de l'urémie par l'œdème cérébral, et celui-ci par un état dyscrasique du sang qui est plus fluide chez les brightiques, et par l'exagération de la tension artérielle résultant de l'hypertrophie du cœur. Cet œdème s'accompagne d'anémie cérébrale, et suivant que cette anémie reste localisée à l'une ou l'autre partie du myélencéphale, l'expression symptomatique est différente. Mais on voit bien des urémiques qui n'ont pas d'hypertrophie cardiaque, et bien des hydrémiques qui ne font pas d'urémie.

De plus, il s'en faut que l'anémie cérébrale soit constante chez les urémiques; c'est une altération fréquente, mais somme toute contingente, et cette théorie n'explique pas les faits où la nécropsie a révélé une congestion des centres nerveux.

En outre, les expériences de Richardson, Münck, Falck et Picot, destinées à produire une hydrémie artificielle, n'ont pas confirmé les idées de Traube. Aussi malgré l'autorité de Rosenstein et de Jaccoud, la théorie de l'œdème et de l'anémie cérébrale est aujourd'hui généralement abandonnée. Dans un mémoire récent, M. le Dr Raymond applique cette donnée pathogénique à l'interprétation d'un accident spécial : les paralysies urémiques. Mais comme explication générale des symptômes de l'insuffisance rénale, cette théorie est définitivement déchue.

Nous pouvons faire bon marché des autres théories

anatomo-pathologiques. Graves invoquait la congestion cérébrale, qui ne se rencontre guère qu'à la suite de convulsions éclamptiques violentes, et qui est un effet plutôt que la cause de l'urémie. La théorie de l'hydrocéphalie ventriculaire d'Odier et de Coindet, celle de la méningite soutenue par Osborne ne méritent plus guère qu'une simple mention historique.

Le second groupe de théories pathogéniques est celui des *théories chimiques*. Elles attribuent tous les phénomènes de l'urémie à la rétention dans le sang d'un principe excrémentitiel. Mais les auteurs varient d'opinion sur la nature de cet agent toxique. Des hypothèses émises à ce sujet, les unes sont aujourd'hui reconnues inexactes, les autres contiennent chacune une part de la vérité. Dans la première catégorie, on peut ranger les théories suivant lesquelles l'urée ou le carbonate d'ammoniaque, ou les chlorures représenteraient le principe toxique.

La rétention de l'urée dans le sang a été anciennement incriminée par une foule d'auteurs, en particulier par Wilson, Gregory, Hopp, Piorry. Mais Berthelot et Wurtz, Mosler, Schottin ont montré que les accidents pouvaient éclater alors que le sang ne contenait qu'une infime proportion d'urée. L'épreuve contraire a été également réalisée par les observations de Christison et de Owen Rees qui ont vu les symptômes caractéristiques faire défaut, alors que le sang était chargé d'urée.

On peut aller plus loin. L'injection intra-veineuse de quantités considérables d'urée ne provoque aucun des phénomènes de l'urémie, et ne détermine d'accident que si la dose en est absolument excessive.

Les expériences de Ségalas, Treitz et Zalesky, celles plus récentes de MM. Quinquaud et Gréhant sont absolument démonstratives, à cet égard. On peut s'en tenir définitivement aux conclusions que formulaient MM. Feltz et Ritter en 1878, dans leur note à l'Académie des sciences : « L'urée pure, artificielle ou naturelle, injectée dans le système veineux à très fortes doses, ne détermine jamais d'accidents convulsifs; elle est éliminée rapidement par les sécrétions. Il n'y a pas dans le sang normal de ferments qui convertissent l'urée en sels ammoniacaux; la rapidité de l'élimination ne peut être invoquée comme cause de cette non-conversion, car on peut par la suppression de la sécrétion rénale, retarder l'élimination de l'urée sans hâter la survenance de l'éclampsie. Des urées qui déterminent des convulsions sont toujours des urées impures renfermant des sels ammoniacaux ».

Il y a plus ; l'urée, loin d'être un poison, serait peut être susceptible d'être employée comme médicament, dans l'affection même qu'on l'a accusée de causer. C'est en effet un diurétique; et M. le professeur Bouchard rapporte que chez une malade brightique avec affection cardiaque, il a vu l'injection sous-cutanée d'urée provoquer une diurèse de sept litres en vingt-quatre heures.

Le nom de Frerichs reste attaché à la théorie de l'auto-intoxication par le carbonate d'ammoniaque. Son hypothèse tombe devant ces deux faits : Le carbonate d'ammoniaque existe dans le sang à l'état normal; on n'en trouve que des traces dans le sang des urémiques. Aussi bien, les phénomènes observés à la suite de l'intoxication expérimentale par ce sel ne sont pas ceux de l'urémie, mais reproduisent plutôt l'ensemble clinique désigné sous le nom d'*ammoniémie*. Enfin le ferment nécessaire à la transformation de l'urée en carbonate d'ammoniaque ne se retrouve pas dans le sang.

Treitz et Jacksch en modifiant la théorie de Frerichs, ne l'ont pas rendue plus acceptable.

Quant aux expériences de Picot, que des vues théoriques avaient amené à soupçonner l'influence des chlorures, elles ne sont aucunement probantes de l'aveu même de leur auteur.

De toutes les conceptions que nous avons énumérées jusqu'à présent, aucune ne peut donc prétendre à expliquer, même en partie, les accidents de l'urémie.

Nous arrivons à une théorie plus proche de la vérité, et digne à tous égards de considération. Dans un mémoire fort bien fait, MM. Feltz et Ritter (de Nancy) sont arrivés à cette conclusion que l'urémie dépendait de l'accumulation dans le sang des sels de potasse.

La potasse est, en effet, un corps essentiellement toxique. Elle est introduite dans l'organisme par les aliments, et compte également parmi les produits de la désassimilation des tissus. Il est certain d'autre part que son élimination est entravée dans les cas d'altération de l'émonctoire rénal. Mais cette théorie est trop exclusive. Comme l'a démontré M. le professeur Bouchard, elle a le tort de faire résulter tous les accidents de la rétention d'un agent toxique unique et de ne pas tenir compte des autres principes dangereux.

Le même reproche peut être adressé à la théorie de la créatinémie, telle que l'a défendue Cuffer.

Depuis les premiers travaux de Selmi, Gautier, Brouardel et Boutmy sur les alcaloïdes toxiques de l'organisme, MM. les professeurs Gautier et Bouchard ont précisé la nature et les propriétés de ces produits toxiques. Les ptomaïnes et les leucomaïnes pourraient aussi être incriminés comme la raison d'être du syndrome urémique.

Mais les expériences de M. le professeur Bouchard paraissent montrer que si l'influence de ces agents est manifeste, elle n'est pas non plus exclusive.

Les sels de potasse, les matières extractives et les alcaloïdes combinent leur action pathogène. M. le professeur Bouchard y ajoute les matières colorantes biliaires.

Aujourd'hui donc l'urémie semble dépendre non pas d'une intoxication par un principe unique, mais d'un empoisonnement par l'ensemble des matériaux excrémentitiels toxiques qui s'accumulent dans l'organisme quand la dépuration rénale fait défaut.

Déjà dans son cours de 1872, M. le professeur Vulpian s'exprimait de la façon suivante : « Dans les maladies des reins, l'excrétion des matériaux de désassimilation ne se fait pas, et la nutrition souffre parce que la rétention des produits de désassimilation l'entrave : ce ne sont ni l'urée ni les matières extractives prises isolément, qui causent les accidents de l'urémie, c'est un trouble de la nutrition de tous les tissus consécutifs à la viciation du sang. »

Ces paroles expriment la solution du problème telle qu'on la conçoit aujourd'hui, d'une façon plus nette, et avec des connaissances plus précises. Nous ne pouvons mieux faire pour résumer la question que de reproduire les phrases suivantes de M. Bouchard : « Je conçois l'urémie comme un empoisonnement complexe, auquel contribuent dans des proportions inégales *tous* les poisons introduits normalement ou fabriqués physiologiquement dans l'organisme, lorsque la quantité de poison fabriquée ou introduite en vingt-quatre heures ne peut plus être éliminée dans le même temps par les reins devenus trop peu perméables.

« Ces poisons ont une quadruple origine. L'alimentation introduit à la fois dans l'économie des substances minérales, parmi lesquelles la potasse, corps énergiquement toxique, et des substances organiques dont les résidus fermentescibles deviennent dans l'intestin la proie des ferments putrides.

« La désassimilation incessante des éléments anatomiques met aussi en circulation outre les déchets organiques, une notable proportion de sels de potasse. »

« La bile, périodiquement versée dans l'intestin, doit, comme je l'ai démontré, sa toxicité énergique pour la plus grande part à sa matière colorante, et accessoirement aux sels biliaires presque exclusivement incriminés jusqu'ici.

« Enfin, les putréfactions intestinales qui s'accomplissent aux dépens des résidus organiques de la digestion, lorsque ceux-ci cessent d'être soumis à l'action des ferments physiologiques solubles pour devenir la proie des ferments figurés parasitaires, hôtes normaux du tube digestif, donnent naissance à des alcaloïdes et à toute une série de corps toxiques, acides acétique, valérique, butyrique, sulfhydrique, lemine, byromie, hydrogènes carburés, ammoniaque, ammoniaques composées, indol, phénol, crésol, scatol, etc., auxquels la matière fécale doit sa haute toxicité.

« Cette conception de l'urémie, dont je pense avoir démontré la légitimité par une série d'expériences publiques, diffère à coup sûr des doctrines anciennes et même de celles qui règnent encore aujourd'hui puisque chacune d'elles s'est efforcée d'attribuer à l'action d'une seule substance tous les accidents dits urémiques.

« Entre la plus large de ces opinions, celle qui, se recommandant du nom de Schottin, incrimine tout le groupe des substances extractives (opinion que M. Jaccoud désigne sous le nom de théorie de la créatinémie) et celle que j'ai proposée, il y a encore cette différence que Schottin et les partisans de sa théorie n'ont en vue comme agents toxiques que les matières ayant pour origine la désassimilation ; or, à mes yeux, celle-ci n'est qu'une des sources de la production des agents toxiques, et il faut y joindre les poisons fournis par la sécrétion biliaire, l'alimentation et les putréfactions intestinales.

« La théorie pathogénique que j'admets est donc plus compréhensive que ses aînées ; l'urémie est pour moi, je le répète, l'intoxication par *tous* les poisons qui, normalement introduits ou formés dans l'organisme, auraient dû s'éliminer par la voie rénale et en sont empêchés par l'imperméabilité des reins. »

Il n'était pas sans intérêt de résumer, en tête de cette étude, nos connaissances actuelles touchant la pathogénie de l'urémie. Nous savons maintenant que les accidents de cette affection sont dus à une auto-intoxication, et nous connaissons la nature des agents de l'empoisonnement.

Le problème thérapeutique se réduit donc à ces termes : en présence d'accidents urémiques il faut essayer d'éliminer les principes toxiques ou les neutraliser; il faut enfin, dans la mesure du possible, empêcher leur reproduction. Pour répondre à la première indication on peut s'adresser à plusieurs émonctoires :

1° A la peau;

2° Au tube digestif;

3° Au rein lui-même. On peut, en quatrième lieu soustraire directement par la saignée une certaine quantité de ces principes. Dans autant de chapitres nous étudierons ces différents procédés de médication.

Pour répondre à la seconde indication, on a utilisé plusieurs moyens que nous aurons également à examiner.

Nous verrons enfin quel est le régime qui, dans l'état actuel de la science, paraît s'opposer le plus efficacement à la reproduction des matériaux toxiques.

Tout ne se réduit pas, dans l'urémie, à de simples phénomènes chimiques. L'intervention du système nerveux est manifeste dans la plupart des cas. C'est à son excitation par les poisons accumulés qu'il faut rapporter les accidents cérébraux et sans doute aussi les phénomènes dyspnéiques de l'urémie. Nous aurons donc à nous demander par quels moyens il est possible de modérer l'excitabitité des centres nerveux, ou d'en amener la sédation.

Dans un autre ordre d'idées, c'est aussi par l'intermédiaire du système nerveux que paraissent agir certaines médications, comme les révulsifs cutanés et les frictions stimulantes dont nous essaierons d'apprécier la valeur thérapeutique.

II

Dérivation sur la peau.

Pour agir *sur la peau*, on emploie communément les bains de vapeur et surtout le jaborandi et son alcaloïde, la pilocarpine. L'alcaloïde seul maintenant est utilisé. Gubler, qui essaya le jaborandi, n'en retira que de médiocres effets à cause de la fatigue stomacale à laquelle arrivaient vite les malades.

Au premier abord, il semble exister plusieurs raisons théoriques pour admettre l'utilité de la dérivation vers la peau. On répète un peu partout, dans les livres de physiologie, que la peau et le rein sont deux organes qui se suppléent l'un l'autre. Quand la fonction de la peau se supprime, le rein travaille davantage, et, en retour, il semble naturel de s'adresser à la peau dans les cas d'insuffisance rénale.

L'anatomie elle-même paraît plaider en ce sens ; les épithéliums fonctionnels sont analogues dans les deux organes. Heynold et Ranvier ont démontré, en effet, dans la portion sécrétante du glomérule sudoripare l'existence de l'épithélium à stries que Heidenhain a décrit dans les tubuli contorti. L'homologie de structure pourrait donc à priori faire prévoir la possibilité d'une suppléance fonctionnelle.

Les analyses chimiques de la sueur montrent qu'il s'élimine par cette voie quelques principes excrémentitiels. La quantité d'urée éliminée par la peau à l'état normal est négligeable (0 gr. 044 par litre de sueur suivant Favre, 0 gr. 055 suivant Funke). Sa présence dans la sueur normale de l'homme a même été niée par Schottin. Mais il importe peu, puisque nous avons vu que l'excrétion en plus ou en moins de l'urée était sans influence sur la production des phénomènes de l'urémie. Le taux des sels et des matières extractives est, il est vrai, plus élevé.

Cependant l'examen des chiffres laisse la conviction que par une diaphorèse même abondante, une quantité seulement minime de principes toxiques peut être soustraite par la sueur. MM. Labadie-Lagrave et Bouchard donnent les chiffres suivants : un litre de sueur contient 0,005 millig. de matières extractives tandis qu'un litre d'urine en contient à peu près 30 grammes.

Il en résulte qu'une sudation très énergique ne débarrasse pas l'organisme d'autant de principes excrémentitiels qu'une très faible miction.

On peut supposer, il est vrai, que les conditions de la sécrétion sudorale se modifient à l'état pathologique.

Peut-être, dans l'urémie, la richesse du sang en matériaux solubles étant augmentée, filtre-t-il au niveau du tégument externe une sueur plus riche en sels ou en alcaloïdes. Pour justifier cette hypothèse, il faudrait démontrer que la sueur des urémiques contient (proportionnellement et à volume égal) plus de matériaux d'excrémentition que la sueur normale. Il serait utile de tenter à ce sujet quelques analyses comparatives. Mais, à priori, on peut douter qu'il en soit ainsi. On sait que les urémiques ont d'habitude une peau sèche qui fonctionne mal.

Or, cet état d'inertie de la peau ne se rapproche en rien de l'aspect ordinaire d'un organe au niveau duquel s'essaie un processus curateur naturel, une action dérivative spontanée. Nous verrons tout à l'heure qu'il n'en est pas de même pour l'intestin.

Ces considérations nous portent donc à admettre, avant d'entrer dans le détail des faits cliniques, que, si la peau peut dans une certaine mesure être le succédané du rein, cette mesure sera toujours assez faible. La suppléance est rigoureusement impossible.

Un certain nombre d'observateurs paraissent cependant s'être bien trouvés de l'emploi des sudorifiques. Langlet (de Reims), Costa (de Rio-Janeiro), Bruen, Cautieri ont rapporté des faits qui paraissent de nature à prouver l'utilité de ces moyens. Bœgehold rapporte les deux observations suivantes :

Observation I (Boegehold)

Une petite fille de 5 ans est atteinte d'urémie grave à la suite d'une scarlatine. On lui fait une injection de 0 g. 008 de pilocarpine qui arrête les convulsions ; au bout d'une heure l'enfant reprend connaissance. Quelques jours après, nouvelle attaque qui nécessite deux injections à la même dose, et qui cède de la même façon. Les injections sont répétées quotidiennement pendant 20 jours et les attaques ne se renouvellent pas.

Dix jours après la cessation du traitement, l'albuminurie a disparu et la guérison est complète.

Observation II (Boegehold)

Un garçon de 12 ans est pris d'attaques urémiques dans la convalescence de la scarlatine. Des injections de 0,01 de pilocarpine ont pour résultat de faire cesser les convulsions au bout de six minutes, et cela à deux reprises différentes.

Cet enfant guérit comme le premier.

Dans un cas de Kelly, où la guérison fut obtenue par les sudorifiques, ce sont les bains de vapeur qui furent employés.

Dans la thèse de Bloch, nous trouvons mention d'autres résultats favorables obtenus par la méthode des diaphorétiques. En 1878, Bardenhewer, à la société générale des médecins de Cologne, a également insisté sur les bons effets de la pilocarpine dans le mal de Bright. Il est vrai qu'il le préconise surtout dans la néphrite parenchymateuse aiguë.

Enfin Thomayer a publié trois observations de néphrite grave améliorées par les injections de pilocarpine.

M. le professeur Damaschino s'est également bien trouvé de l'emploi de ce moyen.

Les insuccès en revanche ont été bien plus nombreux que les résultats heureux. La plupart des médecins qui ont employé la pilocarpine contre les accidents urémiques n'en ont retiré que des effets curatifs nuls. A la suite de ces deux observations de guérison, Bœgehold publie deux autres faits dans lesquels l'insuccès du diaphorétique est notoire. Nous avons vu nous-même la pilocarpine échouer dans plusieurs cas, notamment à l'hôpital Cochin chez un malade que M. le Dr Bucquoy traitait d'une néphrite parenchymateuse. Aux deux observations de Bœgehold qui ont trait à des enfants, nous pourrions opposer deux cas que nous avons eu l'occasion d'étudier dans le service de notre cher maître, M. Ollivier, à l'hôpital des Enfants-Malades.

Il s'agissait de deux petites filles qui, dans le cours de la scarlatine, ont été prises de dypsnée intense sans signes physiques à l'examen du poumon. Chez toutes deux les urines étaient rares, foncées, et chargées d'albumine. Ces accidents paraissant attribuables à l'insuffisance rénale, on tenta d'y porter remède par la pilocarpine. Deux piqûres de 0 gr. 01 par jour restèrent sans effet thérapeutique, et nos deux petites malades succombèrent.

M. Lancereaux dont l'opinion en pareille matière a une si haute valeur, nous a dit n'avoir jamais obtenu que de médiocres effets des injections de pilocarpine.

Ce savant médecin s'en tient, du reste, à une méthode dont nous exposerons plus loin les excellents résultats.

L'utilité réelle de la diaphorèse thérapeutique dans l'urémie reste donc douteuse. Peut-on au moins la chercher sans danger ?

Le premier effet d'une abondante sudation est d'enlever à l'organisme une grande quantité d'eau, et d'abaisser par conséquent la tension sanguine. On peut craindre qu'une pareille action ne s'exerce qu'aux dépens de l'activité fonctionnelle du rein. Suivant la théorie classique, en effet, la filtration rénale est d'autant plus grande que la pression sanguine est elle-même plus élevée.

Cette objection théorique n'a pas une valeur absolue. Au moment de l'attaque d'urémie le rein est le siège d'une poussée congestive, ou bien l'épithélium rénal est malade, que l'on ait affaire à une néphrite épithéliale d'emblée, ou qu'il s'agisse d'une sclérose rénale au cours de laquelle les épithéliums viennent à s'altérer secondairement. Or, est-ce bien le moment pour exiger de cet organe un véritable surmenage fonctionnel ? N'est-il pas peut-être plus prudent à la fois et plus rationnel de ne pas précipiter vers le rein une masse sanguine considérable?

Nous reviendrons plus loin sur cette question en étudiant les diurétiques au point de vue de leur indication curative dans l'urémie. Bornons-nous dès à présent à constater qu'on n'est pas en droit de conclure d'emblée au danger des diaphorétiques dans l'urémie, sous le prétexte théorique qu'ils abaissent la tension vasculaire.

Mais d'autres raisons suffisent, et au delà, pour condamner l'emploi de ces moyens thérapeutiques. Ce sont des raisons non plus physiologiques, mais empiriques, des faits d'ordre clinique d'une valeur indiscutable.

Diverses observations montrent formellement une crise d'urémie succéder à l'administration d'un bain de vapeur ou d'un autre diaphorétique.

MM. Jaccoud et Labadie-Lagrave insistent sur les faits de ce genre. De plus, il paraît certain que la pilocarpine favorise le collapsus cardiaque, qu'on doit tant craindre chez les vieux brightiques.

Enfin M. le professeur Jaccoud dit explicitement que le jaborandi provoque la production de l'œdème pulmonaire, et que son expérience personnelle, surajoutée à celle de plusieurs médecins étrangers, le forcent à bannir les sudorifiques de son système thérapeutique.

Nous avons vu que la dérivation vers la peau ne pouvait pas, en raison même des aptitudes physiologiques du tégument externe, amener des résultats importants pour la cure de l'urémie. Nous venons de voir en outre que cette médication pouvait présenter des inconvénients.

Malgré quelques observations contraires nous sommes donc autorisé à conclure au rejet de ce mode thérapeutique. Entretenir le fonctionnement normal de la surface cutanée, à l'aide de quelques frictions, on devra s'en tenir là.

III

Dérivation sur le tube digestif.

Dans le chapitre précédent nous avons vu que la peau des urémiques fonctionnait mal. Ce n'est donc pas de ce côté que s'essaie la dérivation naturelle, la suppléance fonctionnelle spontanée. La surface du tube digestif au contraire est le siège d'excrétions anormalement abondantes.

Nous avons vu également que la sueur ne contenait qu'une infime proportion de matériaux excrémentitiels. Les évacuations gastro-intestinales en contiennent au contraire une proportion notable. Nous avons vu enfin que la diaphorèse obtenue par les moyens thérapeutiques n'amenait pas, suivant la pratique de la plupart des médecins, une amélioration notable.

Grâce à l'obligeance de M. Lancereaux, nous allons pouvoir présenter un faisceau d'observations dans lesquelles l'emploi des drastiques a suffi pour amener la cessation des accidents. Sous peine d'augmenter outre mesure le volume de cette thèse, nous n'avons pu utiliser qu'une partie des faits que ce savant maître a bien voulu nous communiquer. Nous le remercions encore, de nous avoir apporté le secours de sa haute compétence, et d'appuyer de son autorité la méthode thérapeutique que nous préconisons; à savoir, l'administration continue des drastiques contre toutes les formes de l'empoisonnement urémique.

Dès longtemps, les expériences de Claude Bernard et Bareswill, ont prouvé qu'après la suppression de la fonction rénale chez les animaux, la suppléance fonctionnelle momentanée s'établissait par le tube digestif. Chez les urémiques il en est de même, et il suffit pour s'en convaincre d'examiner à l'autopsie le tube digestif de ces malades. Les lésions qu'on y trouve sont, peut-on dire, proportionnelles à l'ancienneté de la lésion rénale et à l'imperméabilité du rein.

Ces altérations ont été magistralement décrites par M. Lancereaux, et figurées pour la plupart dans son Atlas d'anatomie pathologique. Chose remarquable, c'est au niveau du gros intestin, souvent même dans le rectum, que s'observent au maximum les lésions qui résultent de l'élimination incessante par les glandes intestinales de produits que, normalement, elles ne sont pas chargées d'excréter.

Sur ces points on voit la muqueuse épaissie, ardoisée,

couverte de cicatrices ou surmontée de saillies analogues à des furoncles.

Ces saillies sont ulcérées ou surmontées de plaques sphacéliques.

Toutes les parties du tube intestinal sont du reste modifiées. La muqueuse intestinale est ardoisée, recouverte de mucus.

La surface de l'estomac est recouverte d'une couche épaisse et adhérente d'un mucus visqueux et extraordinairement abondant. La bouche elle-même, comme l'a montré M. Lancereaux, peut être remplie d'un mucus presque analogue à de la glu et formant des couches épaisses sur la langue. Toute la grande surface d'exhalation digestive porte ainsi les traces d'une irritation ancienne par les produits d'élimination. Combien cet aspect diffère de celui du tégument externe chez les mêmes malades !

D'autre part, il n'y a pas de comparaison possible, au point de vue chimique, entre la composition des liquides diarrhéiques ou rejetés par le vomissement et la composition de la sueur. Les liquides intestinaux contiennent, en effet, d'après tous les auteurs, une quantité relativement fort élevée de matières extractives. Certes, l'urine en contient encore davantage proportionnellement. Mais puisque le rein est imperméable, il faut bien s'adresser à l'émonctoire que nous désigne l'effort curatif naturel.

Malgré ces considérations, quelques médecins semblent aujourd'hui répugner à l'emploi des dérivatifs sur le tube digestif. « Les purgatifs, dit M. le professeur Bouchard, soustraient au sang, en première ligne, l'eau ; ils déshydratent le sang et par suite les tissus; cette déshydratation va peut-être diminuer les œdèmes et les épanchements dans les séreuses; elle soustraira peut-être de l'eau aux cellules et avec cette eau une partie des substances toxiques. Mais il n'en résultera un effet favorable que si l'on restitue immédiatement aux tissus l'eau qu'on vient de leur enlever; sinon on n'aura fait que déplacer le poison en le faisant passer des cellules dans les plasmas; après la déshydratation, il faut faire l'hydratation immédiate. C'est là un jeu dangereux; on n'est jamais sûr de graduer à volonté ces alternatives de soustraction et de restitution d'eau au sang ».

M. Labadie-Lagrave, dans le travail que nous avons cité, paraît craindre également l'emploi des drastiques, à cause de l'abaissement de la tension vasculaire qui en est la conséquence.

Déjà autrefois on avait signalé comme un danger la résorption trop rapide des œdèmes et la rentrée dans la circulation des matériaux toxiques infiltrés dans les mailles du tissu cellulaire. Les enseignements de la médecine traditionnelle et les faits cliniques se chargent de répondre à ces appréhensions.

Rayer utilisait les purgatifs concurremment avec la saignée. Martin Solon, dans son livre, préconise les drastiques, ainsi que Rosenstein. Si l'on ouvre quelques-uns des livres les plus répandus aujourd'hui dans le public médical, on voit M. Dujardin-Beaumetz, dans ses leçons de clinique thérapeutique, prescrire de recourir aux purgatifs et d'y insister longuement et fréquemment.

M. le professeur Jaccoud dans ses cliniques récentes

de la Pitié n'est pas moins affirmatif. Gubler employait les purgatifs salins. Dans les divers services où nous avons observé, nous avons vu tous nos maîtres utiliser les mêmes moyens, et quand nous avions l'honneur d'être interne de M. le Dr Huchard, nous avons vu ce médecin si compétent en thérapeutique, avoir maintes fois recours à ce genre de médication. Voici quelques observations destinées à montrer l'atténuation rapide des symptômes fâcheux sous l'influence des purgatifs.

Observation III (Inédite)

(Due à M. Lancereaux)

Urémie comateuse et convulsive par accès éloignés. Albuminurie abondante disparaissant dans l'intervalle des crises. Cessation immédiate des accidents cérébraux graves par l'emploi des purgatifs.

La nommée M...., Hortense, âgée de 71 ans, entre à l'hôpital de la Pitié, salle Lorain, le 18 juin 1885.

La malade quand on l'apporte à l'hôpital est plongée dans un coma absolu. Elle est couchée sur le dos ; sa face est calme, tranquille et ressemble à celle d'une femme qui dort d'un sommeil paisible. Cependant la respiration est bruyante, stertoreuse ; à chaque inspiration l'air est fortement attiré vers le thorax et un ronflement considérable se produit.

Les mouvements respiratoires paraissent se faire sans difficulté ; la cage thoracique se dilate facilement.

La respiration a tout à fait le type abdominal ; à chaque inspiration le diaphragme refoule en bas les viscères abdominaux, du sorte que la paroi abdominale se soulève fortement.

Au contraire, les côtes supérieures paraissent immobiles, et en tout cas ne se déplacent que fort peu ; les muscles cervico-thoraciques ne prennent aucune part aux mouvements respiratoires. Ceux-ci se produisent à intervalles réguliers, on en compte 22 à la minute.

Les quatre membres sont fortement contracturés et dans une demi-flexion ; de sorte que la malade paraît accroupie dans son lit. Si l'on essaie d'étendre la jambe sur la cuisse ou l'avant-bras sur le bras on éprouve une résistance excessive, et l'on ne peut même y parvenir.

Les muscles de la nuque et ceux du tronc sont également contracturés, et lorsqu'on cherche à soulever la malade, la tête, le cou et le tronc, semblables à un bâton rigide se soulèvent en même temps.

Les muscles de la face sont moins atteints, cependant en regardant avec attention on s'aperçoit que la commissure gauche est entrainée légèrement de ce côté. Si l'on prend cette commissure avec les doigts et si l'on en rétablit la symétrie, les muscles gardent leur nouvelle position pendant quelque temps ; et la déviation de la bouche ne se reproduit que peu à peu.

La *sensibilité* n'est pas tout à fait abolie. Si l'on excite médiocrement la peau, on n'obtient rien d'appréciable ; mais si on la pince profondément, si on y enfonce une épingle, les muscles de la face se contractent, la face grimace très nettement ; de sorte que toute sensibilité ne paraît pas abolie.

Les *réflexes* sont conservés : En pinçant fortement la peau qui recouvre le grand pectoral, on provoque un mouvement léger d'adduction dans le bras correspondant ; de même en pinçant la peau de l'abdomen, on provoque un léger mouvement dans les membres inférieurs.

La percussion du tendon rotulien, le chatouillement de la plante du pied ne produisent pas les réflexes accoutumés.

La *sensibilité tactile* paraît abolie.

La *sensibilité thermique* l'est également : on peut jeter de l'eau froide sur la peau de la malade, ou bien y promener des morceaux de glace, sans que rien dans l'attitude témoigne d'une sensation perçue. Il en est de même du contact d'un corps chaud : une cuiller de fer chauffée à la flamme d'une lampe à alcool et posée sur la peau de l'abdomen ne provoque ni un mouvement, ni une plainte.

Les mouvements du cœur sont réguliers, mais assez rapides; on ne constate à l'auscultation aucun bruit anormal.

Les artères sont dures, sinueuses. Le pouls bat à 84 pulsations par minute; il est régulier, ample, légèrement dicrote.

La langue ne peut être examinée, à cause de la contracture des muscles massétors.

Du coin de chacune des deux commissures, on voit s'écouler un peu de salive filante, mélangée à de nombreuses bulles d'air.

Légère diarrhée.

Urines. — Densité — 1012
Réaction — Acide.
Coloration — Jaune claire.
Albumine — Grande quantité; gros flocons par l'acide azotique.
Sucre — 0.

La malade est absolument étrangère à tout ce qui se passe autour d'elle; on crie fortement tout près de son oreille, on l'appelle avec des éclats de voix; rien sur sa physionomie n'indique qu'elle perçoive aucun son.

La température qui, hier au soir, jour de son entrée était de 36°,8, est, ce matin à 39°. — La peau est sèche et chaude.

30 ventouses sèches sur la poitrine.

Un lavement des peintres.

19 juin. — Le lavement des peintres a été donné hier à trois heures de l'après-midi. La malade l'a conservé jusqu'à 6 heures du soir. A ce moment s'est produite une vraie débâcle : diarrhée jaunâtre, fétide, excessivement abondante; douze selles en deux heures.

Vers 7 heures, c'est-à-dire une heure après que le lavement

a commencé à produire son effet, la malade a repris connaissance, a ouvert les yeux, et a paru comprendre les paroles qu'on prononçait autour d'elle. Elle a même prononcé quelques mots, a demandé à ses voisines l'endroit où elle se trouvait; elle a été extrêmement étonnée lorsqu'on lui a dit qu'elle était à l'hôpital. Puis, après quelques instants elle s'est replongée dans un sommeil profond.

Ce matin, à la visite, la malade dort profondément. On la réveille toutefois en lui frappant un peu fort sur la joue; elle ouvre alors les yeux, et répond par monosyllabes aux questions qu'on lui pose. Elle se plaint d'une extrême fatigue et d'une céphalalgie.

La contracture a abandonné tous les muscles; membres, nuque, tronc. Tous les réflexes sont conservés; la sensibilité générale et spéciale existe partout. Lorsqu'on commande à la malade de soulever ses jambes, elle le fait sans difficulté; elle serre aussi fortement d'une main que de l'autre. Sa face est fatiguée, abattue, hébétée.

Le cœur bat d'une façon régulière : 70 pulsations à la minute. On ne constate à l'auscultation aucun bruit anormal. A la percussion du thorax, en avant, on perçoit une sonorité exagérée; en arrière, on a de la submatité à cause de la déformation du rachis.

L'auscultation fait percevoir, aux sommets, une respiration faible avec expiration prolongée; aux deux bases, on entend quelques sibilances disséminées. Il n'y a ni toux ni expectoration.

Le foie dépasse de 1 travers de doigt le rebord costal droit.

La rate est normale à la percussion.

Les urines sont rares; 1/2 litre environ; elles contiennent beaucoup moins d'albumine. Il faut remarquer qu'elle a uriné beaucoup tandis que le lavement purgatif faisait son effet.

Urines. — Quantité — 1/2 litre.
Densité — 1013.
Coloration — Jaune clair.

Albumine — Quantité notable.
Sucre — 0.

20 juin. Même état; rien que des *traces* d'albumine dans l'urine. T. 38°,2, 37°,4.

22 juin. Cette nuit, la malade a été prise d'une agitation très vive. Elle s'est levée, a couru dans la salle; on a été forcé de la maintenir dans son lit. Ce matin elle est calme, assoupie. Traces d'albumine dans l'urine. T. 38°, 37°,8.

24 juin. Céphalalgie intense, surtout pendant la nuit; encore des traces d'albumine, mises en évidence par le réactif de Tanret. T. 38°,4, 37°,6. Lavement des peintres.

26 juin. La céphalalgie persiste, surtout pendant la nuit; la malade la compare à un cercle de fer qui lui enserre les tempes. T. 38°,4, 37°,2. Il *n'y a plus d'albumine* dans l'urine; le réactif de Tanret lui-même ne donne pas de précipité.

Urines. — Quantité — 1 litre 1/2.
Densité — 1015.
Coloration — Jaune clair.
Albumine — 0.
Sucre — 0.

29 juin. Céphalalgie; faiblesse dans les membres inférieurs. Lavement des peintres.

Urines. — Quantité — 2 litres.
Densité — 1014.
Coloration — Jaune clair.
Réaction — Acide.
Albumine — 0.
Sucre — 0.

7 juillet. La malade va bien. Elle mange de bon appétit, mais son dégoût pour la viande persiste. Pas de céphalalgie.

25 juillet. La malade s'est longuement promenée dans la salle. A la suite, elle a accusé une grande fatigue dans les jambes. Ce matin, céphalalgie. — Pas d'albumine.

3 août. Pas d'albumine. Vive céphalalgie.

5 août. Nuage appréciable d'albuminurie dans l'urine. La

quantité d'urine a diminué : 800 grammes au lieu de 1 litre 1/2. Céphalalgie.

6 août. Hier au soir à 8 heures, attaque d'épilepsie symptomatique, que la présence de l'albumine dans l'urine faisait prévoir. La malade a été prise d'un tremblement rapide et rhythmique de tout le côté gauche du corps. La tête et la commissure labiale gauche semblaient entraînées de ce côté. Tout le corps semblait poussé comme par un mouvement de rotation vers la partie gauche du corps où se produisaient les convulsions. Au bout de quelques secondes, la malade allait tomber sur le sol, lorsqu'elle fut maintenue par deux de ses voisines qui la portèrent sur son lit. Elle tomba bientôt dans un coma absolu, d'ou elle ne put être retirée par aucun artifice.

7 août. — Ce matin la malade est pâle, étendue sur son lit, dans un coma presque complet. Les 4 membres sont tout à fait dans la résolution ; lorsqu'après les avoir soulevés on les abandonne à leur propre poids, ils retombent lourdement. Les muscles de la nuque sont un peu contracturés. Lorsqu'on crie fortement à l'oreille de la malade et qu'on la secoue vivement, elle répond par une sorte de grognement sourd, sans ouvrir les yeux. L'urine contient des flots d'albumine.

Urines. — Quantité — 1/2 litre.
Densité — 1012.
Coloration — Jaune clair.
Réaction — Acide.
Albumine — Flots.
Sucre — 0.

T. 38°, 2 — Lavement des peintres.

8 août. — La malade est allée 6 fois à la garde-robe. Elle a repris connaissance; mais son faciès conserve un air hébété. Elle se plaint de céphalalgie, ainsi que de douleurs épigastriques et lombaires. Pas de vomissements.

Pas d'albumine dans l'urine; même avec le réactif Tanret.

T. 37°,8, 36°,6.

Un lavement des peintres.

10 août. La malade va mieux. Pas d'albumine dans l'urine.

12 août. Pas d'albumine. Même état.

17 août. Léger nuage d'albumine au Tanret.

Douleurs lombaires très vives. Un lavement des peintres.

18 août. La malade se plaint toujours d'une céphalalgie et d'une douleur lombaire très intenses. A eu ce matin une sorte de vertige; sa vue s'est obscurcie; elle a vu des objets lumineux devant ses yeux. Elle serait tombée, dit-elle, si elle ne s'était retenue après les barreaux de son lit.

Urines. — Quantité — 1 litre 1/2.
Densité — 1005.
Coloration — jaune clair.
Albumine — 0.
Sucre — 0.

22 août. La malade s'est éveillée au milieu de la nuit avec la tête lourde; ce matin lorsqu'elle s'est levée, elle s'est trouvée un peu étourdie; s'étant recouchée, elle n'a pu s'endormir. A la visite, elle accuse une vive céphalalgie frontale.

Urines. — Quantité — 1 litre.
Densité — 1012.
Réaction — acide.
Coloration — jaune pâle.
Albumine — 0.
Sucre — 0.

27 août. Démangeaisons très vives. La malade gratte vivement sa peau avec ses ongles, surtout celle de l'avant-bras et de la poitrine.

Léger œdème des paupières surtout marqué le matin.

20 gr. d'eau-de-vie allemande. T. 37°,3.

28 août. Hier, quelque temps après l'ingestion de l'eau-de-vie allemande, vomissements amers, bilieux, peu abondants. L'œdème des paupières et de la racine du nez a un peu diminué; légère céphalalgie. Pas de douleurs lombaires.

Urines. — Quantité — 1 litre.
Réaction — acide.

Coloration — jaune clair. (Coloration rose par l'acide azotique).
Densité — 1010.
Albumine — 0.
Sucre — 0.

9 septembre. La malade se trouve assez bien portante; bon appétit; langue humide. Sommeil paisible. Presque pas de céphalalgie.

25 septembre. Céphalgie reparaît. Urines 500 gr. Pas d'albumine. Eau-de-vie allemande 30 gr.

11 octobre. Céphalalgie persiste. Urines 600 gr.; pas d'albumine. Démangeaisons très vives sur la peau du thorax. Œdème des paupières.

15 octobre. Hier à 4 heures de l'après-midi, étourdissement, puis céphalalgie. La malade dit avoir la tète comme serrée dans un étau. Nausées; sommeil paisible. 30 grammes d'eau-de-vie allemande.

30 octobre. Etat satisfaisant. En résumé, la santé générale est bonne, mais de temps en temps, se produit soit un léger œdème des paupières, soit de la céphalalgie, soit des démangeaisons avec ou sans insomnie.

Les urines sont toujours assez rares; leur quantité varie de 800 gr. à 1,200 gr., elles sont claires de densité faible, et ne *contiennent d'albumine qu'au moment des attaques d'urémie.*

Observation IV (Résumée. Inédite).

(Due à l'obligeance de M. Lancereaux.)

Albuminurie. — Accidents urémiques (vomissements). Traitement par les drastiques. — Guérison.

Bliq..., Sidonie, 47 ans, entre le 13 octobre 1883, salle Lorain, n° 40.

Antécédents héréditaires. — Père mort à 77 ans. Mère morte à 72 ans d'épithélioma de la langue.

Depuis 4 ans cette malade a des troubles dyspeptiques très accusés; elle vomit, a des maux de tête, de la somnolence. Les vomissements sont devenus très fréquents dernièrement et elle maigrit beaucoup.

En dehors de ses vomissements, elle ne présente rien de bien inquiétant. Il n'y a rien du côté du péritoine, rien dans le bassin, rien du côté de l'utérus.

15 octobre. — Elle vomit abondamment à 7 heures du soir et elle a une crise convulsive caractérisée par un serrement de la poitrine et de la gorge; elle perd connaissance.

Les vomissements sont verdâtres, très douloureux. Céphalée très intense. — T. 37°.8, perte de connaissance.

La malade urine fort peu : 3/4 de litre à peine. Léger précipité albumineux ave le réactif Tanret. On diagnostique :

Accidents urémiques.

Traitement. — Régime lacté. Lavement purgatif. Huile de croton une goutte.

A la suite de ce traitement, évacuations alvines très abondantes.

18 octobre. Céphalée très intense, insomnie, vomissements continuent : aurait perdu connaissance à la suite de ces vomissements.

Urine 3/4 de litre. Réaction fortement albumineuse par le réactif Tanret : 30 gr. d'eau-de-vie allemande. Amélioration.

22 octobre. La céphalée et les vomissements ont reparu. Urine 200 gr.

Lavement purgatif simple.

23 octobre. A eu 4 selles peu abondantes; n'a pas uriné depuis hier. A dormi la nuit; pas de vomissements.

24 octobre. Urine 1 litre. Albumine. Plus de diarrhée, peu de céphalalgie.

25 octobre. La malade va sensiblement mieux; plus de céphalée. Urine, 1 litre.

Lavement purgatif.

A partir de ce jour, une amélioration progressive se produit.

11 novembre. La *malade sort*. Elle ne vomit plus, n'a plus de céphalalgie.

Urine 1 litre. Plus d'albumine.

Observation V (Inédite).

(Due à M. Lancereaux.)

Artério-sclérose. — Néphrite artérielle. — Polyurie. — Urémie.

Le nommé L..., Stanislas, peintre en bâtiments, âgé de 51 ans, entre le 5 novembre 1885, à l'hôpital de la Pitié, salle Piorry, n° 18.

Père mort à 75 ans. Mère morte à 70 ans, tous deux étaient bronchitiques.

Le malade s'est bien porté jusqu'en 1878. Jusqu'à cette époque, en effet, il n'a eu que des migraines dont les premières manifestations remontent à l'âge de 10 ans.

En 1878, il ressentit des migraines plus fortes qu'à l'ordinaire et eut souvent des étourdissements ; mais il n'abandonna pas son travail à ce moment, et ces malaises disparurent seuls ; jamais de coliques de plomb, mais en 1880, il eut un commencement de paralysie des deux mains, surtout de la main droite. Il entra à la Pitié dans le service de M. Cornil et sortit guéri au bout de 15 jours.

Jusqu'en 1884, le malade continua à travailler. Au mois d'août de cette année il se sentit souffrant ; il commença par moins manger, ressentit de nouveau de fortes migraines ; il eut aussi de fortes douleurs d'estomac ; il entra à la Pitié, salle Piorry.

Il avait alors une anorexie de la viande, vomissait souvent après le repas ; mais n'eut pendant tout le temps de son séjour que des vomissements alimentaires. Il était très polyurique, et cette polyurie remonte à 1883. C'est seulement depuis cette époque qu'il éprouve le besoin de se lever la nuit pour uriner.

Du mois de septembre 1884, au mois de juin 1885; durée de son premier séjour à la salle Piorry, il urina toujours 4 et 5 litres par jour. Guéri de sa dyspepsie, il conservait de violents maux de reins, et des maux de tête tolérables, mais continus, 3 fois pendant son séjour cependant, les maux de tête s'accrurent en même temps que la quantité d'urine diminuait. Chaque fois on parvint rapidement à le débarrasser de ses douleurs avec de l'eau-de-vie allemande et des lavements des peintres. En juin 1885, les maux de reins et de tête avaient fortement diminué. Il quitta l'hôpital et reprit son travail, il n'urinait plus à ce moment que 2 litres 1/2, et l'état général était bon.

Etat actuel. — Le 5 novembre 1885, le malade revient en se plaignant de nouveau de forts maux de tête et de violents maux de reins. Il a de fréquents éblouissements et est obligé à ces moments de se maintenir après des objets extérieurs pour ne pas tomber.

Les douleurs de reins l'ont repris depuis un mois environ, les points douloureux sont représentés par une barre transversale qui siégerait dans le dos, dans la région lombaire, avec irradiation vers le haut.

Les maux de tête sont localisés en 2 points : Dans la région sourcilière et dans la région mastoïdienne. Le malade les compare à la douleur qu'on éprouverait en appuyant fortement sur ces points, ou en lui serrant la tête dans un étau. Il raconte que depuis l'âge de 10 ans, époque à laquelle il eut ses premières migraines, ce sont toujours ces mêmes points qui ont été douloureux.

L'appétit manque; le malade mange fort peu, mais il prend avec plaisir le peu qu'il prend, l'haleine est fétide les éructations et le pyrosis ont presque disparu, selles régulières.

Rien aux *poumons.* — La respiration est facile.

Rien au *cœur.* Artères un peu dures.

La quantité d'urine rendue en 24 heures est de 3 litres.

Les urines sont claires, densité 1020. Ni albumine, ni sucre.

Lavements des peintres. Eau-de-vie allemande.

10 novembre. Le malade se plaint toujours de maux de tête et de reins.

Urines. — 3 litres, pas d'albumine.

11 novembre. Les ventouses ont calmé les douleurs de reins pendant 2 heures environ, mais ces douleurs ont reparu aussi fortes qu'avant. En outre, les maux de tête sont restés aussi forts que lors de l'entrée du malade à l'hôpital. 30 gr. d'eau-de-vie allemande.

14 novembre. Les maux de tête ont beaucoup diminué, mais ils n'ont pas encore absolument disparu. 30 gr. d'eau-de-vie allemande.

20 novembre. Les maux de tête ont complètement cessé. Les maux de reins sont toujours aussi forts. Les bains ne les font disparaître que momentanément. 2 gr. iodure de potassium.

1er décembre. Le malade a dans tout le dos une éruption d'acné généralisée. Cette éruption est très confluente; pas de démangeaisons.

18 décembre. Les maux de reins semblent augmenter. 4 gr. iodure de potassium.

25 décembre. La quantité d'urine varie toujours entre 3 litres et 3 litres 1/2.

13 janvier. Même état; les maux de reins persistent.

22 janvier. Les maux de tête ont reparu légèrement.

25 janvier. Le malade se plaint de sa migraine; elle siège comme d'habitude au niveau des sourcils et des apophyses mastoïdes.

La douleur s'irradie dans les yeux, et le malade y ressent des picotements. En même temps la quantité d'urine a diminué. Au lieu de 3 litres 1/2 il n'y en a plus que 2 litres 1/4. La densité est de 1008. Coloration : claire. Ni albumine, ni sucre. Lavement des peintres.

Le malade sort dans un état satisfaisant.

Observation VI (Inédite).

(Due à l'obligeance de M. Lancereaux.)

Néphrite épithéliale. — Accidents urémiques. — Traitement par les drastiques.

G..., Pierre, 42 ans, journalier, entre le 19 juillet 1883, salle Piorry, n° 12, à la Pitié.

Antécédents héréditaires. — Père, 83 ans, bien portant; mère, morte à 70 ans d'affection inconnue.

Antécédents morbides. — Dyspeptique depuis 5 à 6 ans. Il y a 3 ans, œdème des jambes à la suite d'un refroidissement.

Actuellement, 20 juillet. Œdème avec ecthyma des jambes. Œdème léger de la paroi abdominale remontant jusqu'à l'ombilic. Faiblesse, perte d'appétit, insomnies, constipation datant de 4 jours.

Rien au cœur.

Urines. — D. 1018. Albumine en quantité très notable.

Traitement. — Régime lacté. Eau-de-vie allemande.

25 juillet. Vomissements aqueux, urémiques. Céphalée.

Traitement. — Lavement des peintres.

26 juillet. Lavement des peintres.

27 juillet. Nuit agitée. Rêves qui l'ont empêché de dormir.

2 août. Dépôt blanchâtre dans les urines. Cylindres très nombreux, épithéliaux et hyalins.

3 août. Pesanteur au niveau de l'épigastre. Eructations nombreuses. La céphalée a diminué, mais l'œdème a augmenté, surtout au scrotum et à la verge. Cependant il y a ce matin 3 litres 1/2 d'urine. Eau-de-vie allemande.

5 août. Lavement sans effet, selle ce matin seulement.

6 août. Le mal de tête a disparu. L'œdème est toujours le même.

11 août. Epistaxis légère ce matin, au réveil ; ce matin également, garde-robe mélangée de sang pur, hémorrhoïdes.

18 août. Le malade, sur sa demande expresse est mis au régime ordinaire.

Suppression complète du lait.

23 août. Maux de tête, oppression, œdème recommence, diminution considérable des urines.

28 août. 3 litres 1/2, aujourd'hui 1 litre 3/4 seulement. Le malade, de lui-même, redemande le lait.

Septembre. Continuation du régime lacté. L'albumine diminue dans les urines.

Octobre. Idem.

22 octobre. Le malade sur sa demande est mis au régime lacté mixte.

23 octobre. Les urines diminuent, 2 litres seulement. Herpès sur la lèvre.

25 octobre. Depuis la cessation du lait, douleurs de tête. Dégoût des aliments, sensation de réplétion de l'estomac, insomnie, rêves professionnels, se réveille avec une céphalalgie qui occupe toute la tête, sensation de casque, sensation de picotement général, sueurs par instant, suivies de frissons.

1 pilule huile de croton, 1 goutte.

26 octobre. Reprise du régime lacté exclusif sur la demande du malade.

27 octobre. Mieux sensible jusqu'au 16 novembre.

17 novembre. A été pris hier dans l'après-dînée d'un malaise subit.

Le malade qui d'habitude boit 7 litres 1/2 de lait et même plus, n'en a bu qu'un pot de 2 litres 1/2, aigreurs fréquentes, régurgitations. La jambe gauche enfle assez fort s'il reste debout, contrairement à ce qui se passait ces jours-ci.

Ce matin elle est encore œdématiée, oppression hier soir.

Urines fortement diminuées, 1 litre 1/4 seulement. Maux de tête intenses, hier soir.

Lavement purgatif. 2 pilules huile de croton.

18 novembre. Mieux sensible. Urines, 1 litre 3/4.

19 novembre. Appétit revenu. Le malade reprend son lait. Les urines augmentent.

3 décembre. Vomissements vers 2 heures de l'après-midi. Céphalée violente toute la journée, agitations le soir.

Rêves et cauchemars la nuit, urines diminuées, la jambe gauche est toujours œdématiée.

5 décembre. Plus de céphalalgie depuis la pilule de croton, moins d'oppression, sueurs et frissons par moments.

Une pilule huile de croton. *Urine*, il ne reste que des traces d'albumine par le réactif Tanret; pas d'albumine par la chaleur et l'acide nitrique.

18 décembre. Lavement purgatif.

21 décembre. Le malade sort sur sa demande pour retourner en Italie.

Etat à la sortie. L'état général est assez bon. L'état dyspeptique existe encore, mais à un degré moindre qu'à l'entrée. Léger œdème de la jambe gauche. Léger mal de tête. Les urines ne présentent pas d'albumine par l'acide nitrique et la chaleur.

Observation VII (Résumée. Inédite).

(Due à l'obligeance de M. Lancereaux.)

Néphrite a frigore. — Urémie dyspnéique. — Traitement par les lavements purgatifs.

P..., Adolphe-Ernest, 43 ans, charretier, entré le 21 août 1882, salle Piorry, n° 16.

Ce malade a pris froid il y a 3 semaines et a eu, à la suite, de la bouffissure du visage, des vertiges, de l'insomnie, de l'inappétence. Ses urines ont diminué très notablement.

21 août. A son entrée, il ne présente pas d'œdème, mais il accuse seulement une très grande oppression. Sa respiration

en effet est irrégulière et affecte le type dit de Cheyne-Stokes. Rien au cœur. Rien aux poumons.

Les *urines* examinées immédiatement renferment une grande quantité d'albumine.

Traitement. — Régime lacté. Huile de croton, II gouttes.

23 août. Va mieux. 3/4 de litre d'urine albumineuse. D. 1026.

Traitement. Lavement purgatif.

26-27 août. Est repris de dyspnée. Lavement purgatif.

8 septembre. Le malade va beaucoup mieux. Il n'y a plus que quelques traces d'albuminurie dans l'urine. Il demande à sortir.

Observation VIII (Résumée. Inédite).

(Due à l'obligeance de M. Lancereaux.)

Néphrite épithéliale. — Urémie. — Accidents épileptiques. — Amblyopie urémique. — Traitement. — Drastiques et lavements purgatifs.

Clair..., Anatole 30 ans, graveur, entre le 3 novembre 1879, à la Pitié.

Rien de particulier dans les antécédents. Depuis 8 jours, il a de la céphalée et un besoin invincible de dormir ; il vomit, a mal aux reins, est très fatigué,

3 novembre. Actuellement la céphalée redouble; il vomit beaucoup. Les *urines* sont rares, très albumineuses. D. 1020.

Traitement. Régime lacté. Huile de ricin.

8 novembre. Le malade qui allait mieux est repris de céphalée et de vomissement.

En outre, depuis ce matin, il ne voit presque plus clair. Ne dort pas. Rend à peine 1 litre d'urines albumineuses.

Traitement. — 10 centigr. tartre stibié dans un litre d'eau, à prendre un verre toutes les heures.

9 novembre. Va à la selle quatre à cinq fois. T. 36°,5. Vomit encore. Céphalée très violente. A eu quatre attaques convulsives avec contracture, l'une s'est accompagnée de perte totale de connaissance (Eclampsie urémique). Rien au cœur. Pas de dyspnée. T. 36°,4.

Traitement. Eau-de-vie allemande, 30 gr.

10 novembre. Même état. Eau-de-vie allemande, 25 gr. Lavement purgatif.

11 novembre. Amélioration légère. La vue commence à revenir un peu.

12 novembre. Ne vomit plus. Urine, un litre. Va à la selle.

13 novembre. Céphalalgie. Vomissements. Lavement purgatif.

14 novembre. Céphalalgie. Eau-de-vie allemande, 20 gr.

17 novembre. Va mieux; prend un lavement tous les jours. Rien de particulier à signaler les jours suivants, sinon une céphalalgie plus ou moins vive. La vue s'améliore progressivement. Le malade est examiné à l'ophthalmoscope par M. Boucheron qui conclut à une amblyopie urémique simple.

L'état du malade va en s'améliorant jusqu'à sa sortie, le *8 mars*.

Pendant toute cette période, il n'a comme traitement que le régime lacté, et, en outre, il prend presque tous les jours un lavement purgatif qui lui est indispensable pour éviter les accidents urémiques.

A sa sortie, il n'a plus que des traces d'albumine dans l'urine, sa vue est très améliorée. Elle est, en somme, aussi bonne qu'avant sa maladie.

Observation IX (Inédite).

(Due à M. Lancereaux).

Intoxication éthylique. — Albuminurie. — Urémie.

Gal..., Eugénie, 41 ans, entre le 22 septembre 1885, à l'hôpital de la Pitié, salle Lorain nº 10.

La malade est manifestement intoxiquée, depuis plusieurs mois en tout cas. Elle a la nuit des rêves terrifiants « précipices » et hallucinations; elle entendait il y a quelques mois des personnes l'insultant, elle se levait pour les chasser, et son mari dut la recoucher plusieurs fois.

Pituites le matin : vomissements de liquides très verts et amers. Crampes dans les jambes très violentes depuis 2 mois, et la malade n'a que le remède de se lever pour les faire passer; fourmillements dans les pieds : actuellement ils semblent localisés dans la main gauche. Pas de tremblement des lèvres.

La malade n'avoue rien, ne regarde jamais en face. Abolition des réflexes plantaire et rotulien, hyperesthésie cutanée des quatre membres. Sensibilité normale de la peau du tronc. Deux points douloureux dans le ventre, aucun le long du rachis.

Depuis 2 mois la malade vomit tous ses repas, et quand elle ne mangeait pas elle vomissait quand même la nuit. Les vomissements étaient composés de mousse mêlée de crachats et de glaires.

Ces vomissements sont la cause de l'entrée de la malade.

Albuminurie. — La malade n'urine que très peu depuis un an environ, les urines sont rouge foncé et troubles.

Urines. — Densité — 1020.
Coloration — rouge foncé.

Réaction — acide.
Albumine — grande quantité.
Sucre — 0.

30 gr. eau-de-vie allemande.

23 septembre. Nuit très agitée, la malade a, aussitôt son ingestion, vomi l'eau-de-vie allemande.

25 septembre. Lavement purgatif. Régime lacté.

28 septembre. Régime lacté exclusif. 30 gr. eau-de-vie allemande. Les vomissements de liquide verdâtre et spumeux continuent la nuit quoique moins abondants et moins fréquents.

30 septembre. La malade va mieux, toujours la céphalalgie, les crampes ont presque disparu.

Urines. — Colorations — jaune clair.
Densité — 1012.
Réaction — acide, très peu d'albumine.
Pas de sucre.

6 octobre. Plus de crampes, plus de céphalée, ni de vomissements.

12 octobre. La malade réclame de la nourriture. Cessation du régime lacté.

17 octobre. Les vomissements ont reparu cette nuit; lourdeur de tête. Régime lacté de nouveau.

21 octobre. Céphalée violente depuis plusieurs jours. Quantité des urines, très faible. Vomissements liquides, verdâtres, boueux.

Urines. — Quantité — 1/4 de litre.
Densité — 1018.
Coloration — rouge boueux.
Réaction — acide.
Albumine — grande quantité.

30 gr. eau-de-vie allemande. Lavement des peintres.

Céphalée en casque surtout le matin.

30 octobre. La malade prend depuis 6 jours des pilules diu-

rétiques. Plus de céphalée; plus de vomissements. On reprend le régime ordinaire, et on continue les pilules diurétiques (6 par jour).

3 novembre. 30 gr. eau-de-vie allemande.

4 novembre. 3 selles hier, peu abondantes.

Aujourd'hui céphalalgie intense. La malade se plaint d'avoir le front comme étreint dans un étau.

9 novembre. Douleurs frontales très vives. Lancinantes. Sommeil bon. Oppression surtout au moindre mouvement. Pas d'albumine dans les urines.

10 novembre. Céphalalgie persistante.

Urines. — Par la chaleur, léger nuage floconneux, ne disparaissant pas par l'ébullition mais disparaissant par un excès d'acide nitrique. 30 gr. eau-de-vie allemande.

11 novembre. N'a été qu'une seule fois à la selle. Vomissements bilieux, verdâtres, amers. Céphalalgie disparue.

Urines. — Couleur rouge brique, sédimenteuses, troubles, deviennent claires par l'ébullition; par l'acide nitrique, dégagement de bulles gazeuses et changement de couleur de l'urine qui prend une teinte rouge intense.

12 novembre. *Urines.* — Quantité — 3/4 de litre.
Couleur — jus de réglisse.
Réaction — acide.
Ni sucre ni albumine.

Les urines forment, au fond du vase, un dépôt couleur brique.

17 novembre. Constipation, 30 gr. eau-de-vie allemande.

20 novembre. 20 gr. eau-de-vie allemande.

21 novembre. 5 ou 6 selles liquides, verdâtres. Vomissements (une cuvette environ).

2 décembre. La malade quitte l'hôpital très améliorée : *Pas d'albumine* dans les urines.

Nous pourrions ajouter d'autres observations aux précédentes. La première seule suffirait à la preuve de l'action manifeste de la médication purgative. Elle nous paraît avoir toute la rigueur d'une démonstration mathématique.

Quelles sont les règles qui doivent présider à l'administration des purgatifs, et quels sont les meilleurs de ces agents ?

A l'exemple de M. Lancereaux, nous ne craignons pas de dire que pour retirer de ce mode thérapeutique tous les effets qu'on est en droit d'en espérer, il ne faut pas hésiter à frapper fort et longtemps. Les purgatifs salins peuvent être utiles ; dans la majorité des cas ils sont insuffisants, ou leur action n'est pas assez prompte.

Le même reproche peut être adressé à l'huile de ricin. Les vrais médicaments qu'il faut savoir manier dans ces cas sont les drastiques, et en tête, la scammonée et le jalap. L'eau-de-vie allemande ou teinture de jalap composée est la préparation la plus communément employée. On la donne soit isolément soit associée au sirop de nerprun, à la dose de 20 à 30 grammes. Elle est bien supportée par les malades qui, en général, la prennent facilement.

Dans les cas où il y a urgence, et quand l'eau-de-vie allemande est rejetée, on peut avoir recours à l'huile de croton administrée à l'intérieur à la dose de une ou deux gouttes. Le principal inconvénient de ce dernier médicament est la sensation de brûlure de la gorge qu'il laisse fréquemment au malade après son absorption.

C'est aux pharmaciens d'incorporer convenablement l'huile de croton à des substances inertes, de façon que son action ne s'exerce pas sur le pharynx au moment de son passage.

Souvent, quand le sujet éprouve de l'intolérance gastrique et rejette ses médicaments, ou dans les formes comateuses de l'urémie, on agira presque aussi utilement par l'administration répétée de lavements purgatifs. La répétition des purgatifs est en effet la condition indispensable du succès.

Il faut, dit M. Lancereaux, purger en quelque sorte les malades d'une façon aiguë. Assez fréquemment les malades ou leurs parents expriment la crainte que ce traitement augmente encore la faiblesse déjà grande qui résulte de l'affection même. C'est une appréhension vaine. L'observation prouve en effet que, sous l'influence de cette thérapeutique, les forces reviennent avec la cessation des phénomènes dyspnéiques ou cérébraux.

Ainsi donc, les constatations anatomiques et cliniques montrent que, dans les cas d'imperméabilité rénale, c'est par la surface gastro-intestinale que doit s'opérer la déplétion. La médication que nous avons indiquée est la plus puissante pour aider aux efforts de la nature.

C'est avec juste raison que M. Dujardin-Beaumetz compare cette suppléance aux faits si curieux d'anurie hystérique où les vomissements et la diarrhée suppléent pendant des mois à la fonction rénale abolie, et cela sans compromettre l'existence des malades.

IV

Elimination par le rein. — Diurétiques.

C'est par la voie du rein qu'il faut chercher, chaque fois qu'il est possible, à expulser les matériaux toxiques accumulés dans l'économie. Les principes excrémentitiels passent dans l'urine en quantité énorme, et le rétablissement de la sécrétion rénale ou le relèvement du taux des principes solubles de l'urine sont les deux résultats qui, si on les obtient, s'accompagnent le plus vite de la cessation des accidents.

Pour combattre l'imperméabilité rénale, plusieurs moyens peuvent être mis en usage. Chaque fois que l'investigation clinique peut permettre de supposer une congestion rénale on est autorisé à appliquer des révulsifs.

L'application de ventouses sèches et scarifiées sur la région lombaire, constitue un procédé commode et universellement employé. Les vésicatoires sont généralement proscrits à cause de l'action spéciale de la cantharide sur les épithéliums des tubes urinifères. Il est certain que, lorsque l'urémie est en rapport avec une néphrite aiguë, cette prohibition des vésicatoires est absolument légitime.

Mais dans le stade chronique de la maladie de Bright on peut sortir jusqu'à un certain point de cette réserve, et l'on sait même que quelques auteurs ont proposé d'utiliser la cantharide pour combattre la lésion du rein.

Les diurétiques, d'après M. Lancereaux, sont plus spécialement indiqués lorsque le rein n'étant pas profondément lésé la sécrétion urinaire se trouve diminuée, comme aussi toutes les fois qu'avec l'urémie coexiste une anasarque un peu considérable.

Ils trouvent leur principale contre-indication dans les états congestifs du rein. C'est à ce dernier point de vue que Frerichs avait raison de repousser les diurétiques.

Il y a différents moyens d'activer la fonction urinaire au cours du mal de Bright.

Nous verrons plus loin que, lorsque les phénomènes urémiques s'accompagnent de paresse cardiaque, et d'abaissement de la tension artérielle, les médicaments qui agissent sur le cœur trouvent leur indication : ce sont la digitale, la caféine, peut être le muguet, et aussi, suivant la pratique de notre cher maître M. Huchard, l'*adonidine*.

La digitale qui est le type de ces agents doit être employée à doses suffisantes pour que son action puisse être efficace. Mais ses effets doivent être soigneusement surveillés.

De même que le rein ne laisse pas passer les produits de la désassimilation des tissus, il peut aussi retenir les médicaments. La digitale peut s'accumuler dans l'organisme, et une intoxication thérapeutique s'ajoute à l'empoisonnement qui dépend de la maladie rénale. L'intolérance pour la digitale provoque des vomissements qui ont une assez grande analogie avec les vomissements urémiques. Elle peut donc être plus aisément méconnue.

Certains procédés accessoires peuvent aussi servir à activer la fonction urinaire.

« On peut se proposer, dit M. le professeur Bouchard, de déplacer une partie de la masse de sang qui est en stagnation relative dans certains départements du système vasculaire, et de lui faire traverser toute la circulation afin d'augmenter la pression dans les vaisseaux du rein. Entre les capillaires artériels de l'abdomen et le foie se trouve une masse assez considérable de sang accumulée dans le système porte, dans les parenchymes hépatique et splénique ; on peut remettre en branle dans la circulation générale cette réserve presque stagnante ; on peut vider, en un mot, le système porte pour augmenter la tension artérielle générale et consécutivement mettre en jeu la fonction rénale. Ce résultat peut être obtenu par l'introduction de l'eau froide dans l'abdomen, par l'emploi de lavements froids ; j'ai vu, dans certains cas, une anurie grave céder à l'usage des lavements froids, c'est donc un moyen qu'on ne doit pas négliger. »

« On peut faire ingérer des boissons fraîches qui, outre la stimulation qu'elles pourront imprimer à la contractilité des vaisseaux abdominaux, feront absorber une certaine quantité d'eau pour favoriser encore la diurèse. Parmi les liquides qu'il convient de prescrire, le lait est un des plus puissants médicaments qu'on puisse opposer aux accidents urémiques et non pas seulement à l'albuminurie. Ses avantages sont multiples, comme nous le verrons. »

Pour ce qui est des diurétiques à proprement parler, les plus communément employés sont la scille, que préconise Hirtz dans son mémoire du Bulletin de Thérapeutique, et la digitale. On peut du reste associer les diurétiques aux drastiques. C'est une méthode fréquemment mise en usage par M. Lancereaux et qui lui a donné des résultats définitivement probants dans son immense pratique des affections des reins. M. Lancereaux prescrit habituellement des pilules dont la formule est la suivante :

Poudre de scille	0 gr.	05 centig.
— de scammonée.	0	05
— de digitale	0	05

pour une pilule.

Ces pilules, dites pilules diurétiques, ont, en outre, une action purgative. On les administre à la dose de quatre à six pilules par jour, et elles sont habituellement continuées pendant cinq ou six jours.

Voici quelques observations qui montrent l'action des diurétiques ainsi utilisés, et prescrits soit isolément, soit concurremment avec les drastiques, émulsion de scammonée ou eau-de-vie allemande.

Observation X (Inédite.)

(Due à l'obligeance de M. Lancereaux.)

Bronchites répétées. Dilatation du cœur droit. — Hyperhémie hépatique. — Néphrite. — Anasarque.

Rous..., Claude, 54 ans, entre le 13 février 1886, salle Piorry, n° 1, à la Pitié.

Aucun antécédent héréditaire.

Depuis 20 ans environ, il s'enrhume facilement l'hiver. Ces bronchites durent quatre mois.

Depuis dix ans, il a aussi fréquemment, l'hiver surtout, des douleurs dans les articulations. Il travaille dans un rez-de-chaussée humide.

Depuis 18 ou 20 mois, il est court d'haleine, s'essouffle facilement et a parfois des accès d'étouffement qui le réveillent la nuit et le forcent à s'asseoir sur son lit.

En juillet 1885, il s'aperçoit qu'il enfle : les jambes sont œdématiées, le ventre se prend ensuite. Il consulte un médecin qui le met au régime lacté. L'œdème persiste avec des périodes d'augmentation et de diminution. Il disparaît même complètement en décembre. Mais, il y a 15 jours environ, il se montre de nouveau, devient considérable et le 13 février le malade entre à la salle Piorry, n° 1.

Le malade a les joues rouges, les pommettes injectées, les lèvres violacées. Les jugulaires sont saillantes.

Les jambes sont assez fortement œdématiées ; on y remarque quelques petites taches rougeâtres et quelques varices.

Le tronc aussi est œdématié. Le ventre est volumineux : à la percussion, bruit hydroaérique dénotant la présence d'une petite quantité de liquide au niveau des fosses iliaques.

Le foie déborde les fausses côtes de cinq travers de doigt. Il n'est pas douloureux à la percussion. Il n'y a pas de dilatation des veines sous-cutanées.

A la percussion, en arrière, sonorité un peu exagérée. En avant, la matité de l'oreillette commence à trois travers de doigt du bord droit du sternum.

A l'auscultation quelques râles disséminés. Léger degré d'emphysème. Rien au cœur. Pouls large et régulier.

Urines. — Couleur — jaune clair.
Densité — 1015.
Réaction — acide.
Albumine — abondante.
Sucre — pas.

Régime lacté. 30 gr. eau-de-vie allemande.

16 février. Le malade a eu pendant la nuit de nombreux accès d'étouffement. Ces accès débutent par une sensation de constriction thoracique, de serrement fort douloureux.

La respiration devient difficile ; le malade est forcé de s'asseoir. Souvent, à ce moment, il a de violentes douleurs dans les tempes. Quant il est assis, la dyspnée se calme, les sensations douloureuses disparaissent, le malade fatigué s'assoupit. Brusquement une respiration profonde, sonore le réveille. L'angoisse respiratoire le reprend.

Les crises ont commencé hier au soir à 6 heures, au moment de son coucher. Elles ont duré presque toute la nuit. Ce matin le malade est plus calme.

Il se plaint d'une douleur dans l'hypochondre droit, douleur augmentée par la pression. Lavement des peintres.

17 février. Le malade a mieux dormi.

Le soir, il a eu quelques crises, qui ont cessé vers une heure.

Toujours même quantité d'albumine dans l'urine. 5 pilules diurétiques.

18 février. Le malade a eu encore de nombreux accès pendant la nuit. L'œdème des jambes a un peu diminué, il est moins dur.

Le point douloureux au niveau du foie persiste.

Le malade a rendu 3 litres 1/2 d'une

Urine. — très claire.

Densité — 1008.

Réaction — à peine acide.

Albumine

Pas de sucre.

19 février. Les crises d'étouffement diminuent.

Le malade se plaint des douleurs dans les jambes. Toujours léger point de douleur hépatique. 4 litres d'urine. Toujours de l'albumine.

20 février. L'œdème diminue, mais le malade se plaint de vives douleurs dans les jambes. 5 pilules diurétiques.

24 février. L'œdème a presque totalement disparu. Le ventre est souple, non douloureux.

Plus de douleur hépatique. Au cœur, toujours bruit de galop. Suppression des pilules diurétiques.

1er mars. Hier le malade a rendu un peu de sang provenant d'hémorrhoïdes internes, qu'il ignorait. Il a eu le soir quelques nausées. Urines albumineuses.

2 mars. Encore quelques nausées; mais pas de vomissements.

4 mars. L'état général s'améliore, l'œdème a disparu ; urines albumineuses.

13 mars. L'état général est aussi bon que possible sauf quelques douleurs vagues et une constipation opiniâtre due au régime lacté. L'albuminurie persiste toujours.

24 mars. Le malade demande à sortir ; son état général est bon; pas le moindre œdème. La face est moins rouge ; les lèvres ne sont plus violacées. De temps en temps se montrent, aux membres inférieurs surtout, des douleurs vagues, vives parfois, toujours intermittentes et fort mobiles.

Les *urines* très claires peu denses (1012) contiennent toujours une faible quantité d'albumine.

Observation XI (Inédite).

(Due à l'obligeance de M. Ollivier.)

Néphrite à frigore. — Accidents urémiques. — Traitement successif par les drastiques, les diurétiques, les sudorifiques.

Loup..., Félicité, âgée de 30 ans, entre le 7 avril 1877, à Lariboisière, salle Ste-Elisabeth, nº 18.

Cette femme est lingère et est fréquemment exposée au froid et à l'humidité. Elle est accouchée il y a quelques jours et a repris ses occupations aussitôt après. Mais tout dernièrement elle a été mouillée, ses pieds sont restés dans l'humidité pendant quelque temps, elle a ressenti très vivement l'impression du froid, a eu des frissons. Depuis deux ou trois jours sa face est bouffie, et à son entrée à l'hôpital elle présente de l'œdème un peu partout; on peut dire qu'elle a de l'anasarque généralisé. Rien au cœur.

Rien dans les poumons.

Urines. — Troubles.

Quantité — 1 litre à peine.

Densité — 1022.

Albumine à flots.

Traitement. — Régime lacté, 3 pilules de tannin.

15 avril. Urines rares, 400 gr. à peine. Céphalalgie très intense. Vomissements, nausées. Amblyopie très accusée, 15 gr. d'eau-de-vie allemande.

16 avril. Six selles, plus de céphalalgie, plus de vomissements. La malade est toujours au régime lacté, aucun incident ne se produit jusqu'au 12 mai.

12 mai. Les urines sont presque supprimées. Céphalalgie très vive. Vomissements fréquents. Vomit tout, même le lait. Abaissement de la température (36°,2).

Traitement. — Eau-de-vie allemande 25 gr., infusion de 4 gr. de jaborandi.

13 mai. Résultat de la médication : Selles abondantes; salivation très abondante; pas de sueurs; vomissements persistent; plus de céphalalgie.

17 mai. Amélioration considérable. Plus de vomissements.

28 mai. Réapparition des nausées, vomissements. Dyspnée très intense.

Traitement. — Eau-de-vie allemande. Oxymel scillitique 15 gr. Selles nombreuses. On continue l'oxymel.

1er juin. A partir de cette époque l'affection se complique d'ascite et d'hydrothorax.

La médication consiste presque exclusivement dans l'administration des diurétiques. Les phénomènes urémiques persistent. On note même à plusieurs reprises des phénomènes convulsifs très nets. L'affection se compliquant, la médication devient elle-même trop complexe pour qu'on puisse en apprécier rigoureusement les résultats.

Observation XII (Inédite).

(Due à M. Ollivier.)

Néphrite parenchymateuse. — Accidents urémiques. — Traitement par la digitale.

Ren..., âgé de 18 ans, entre le 20 novembre 1877, à l'hôpital Lariboisière, salle Saint-Henri, n° 8.

Ce jeune homme entre à l'hôpital pour une céphalalgie très vive et des vomissements. Comme il a la face bouffie, on examine ses urines et on y découvre des flots d'albumine.

L'interrogatoire ne permet pas de découvrir l'étiologie de cette affection qui, d'après les renseignements fournis par le malade, paraît remonter à deux ans. Rien au cœur. Rien aux poumons. Pas de fièvre.

Depuis près de deux mois la céphalalgie est très vive, il perd parfois la mémoire ; il oublie ce qu'il fait, il ne sait où il est, il a de véritables absences.

Le jour même de son entrée à l'hôpital, il présente une attaque convulsive. Il était en train de parler. Tout à coup il se met à bégayer ; il ne sait plus ce qu'il dit, il est pris de vertige et perd connaissance. Les témoins disent qu'il avait de l'écume à la bouche et que ses membres étaient animés de mouvements convulsifs. L'accès a duré dix minutes, après quoi il a repris connaissance. Il a vomi pendant un accès.

Urines. — 1 litre.

Densité — 1011

Albumine à flots.

Traitement. — Régime lacté ; eau de Sedlitz, 2 verres. Macération de 30 cent. de digitale.

Ce traitement est continué pendant cinq jours. On suspend la digitale pour empêcher l'accumulation du médicament, puis on la reprend et ainsi de suite.

Sous l'influence de ce seul traitement une amélioration notable se produit. L'œdème disparaît, les urines augmentent de 1 litre à 1 litre 1/2 pendant la première semaine. Elles atteignent deux litres pendant la seconde et se maintiennent à ce chiffre. L'albumine persiste. Mais la céphalalgie et les vomissements ont disparu. Un seul accès convulsif sans perte de connaissance se produit encore 20 jours après le premier.

Le malade reste jusqu'à la fin de décembre dans le service et sort très amélioré. Il n'a plus d'accidents accusés, bien qu'il présente toujours un peu d'albumine.

Observation XIII

(Due à M. Ollivier.)

Néphrite parenchymateuse. — Accidents urémiques. — Douleurs articulaires. — Traitement par les purgatifs et les diurétiques.

Deliq..., Mathilde, âgée de 37 ans, entre le 6 octobre 1877 à l'hôpital Lariboisière, salle Ste-Elisabeth, n° 27.

Depuis deux mois cette femme éprouve de la céphalalgie, des douleurs lombaires, de l'anorexie. Il y a un mois, elle s'aperçut un jour que ses paupières étaient très œdématiées, et quatre jours plus tard elle a été prise de vomissements. Entrée dans le service de M. Lecorché, à Dubois, on lui a appliqué 25 sangsues dans la région rénale et on l'a mise au régime lacté.

7 octobre. Actuellement elle entre à Lariboisière pour une anasarque généralisée avec vomissements incessants. Rien au cœur. Rien aux poumons. Rien dans l'abdomen. *Urines*, rouges, colorées par du sang. La chaleur et l'acide nitrique déterminent un abondant précipité albumineux.

Régime lacté. Limonade purgative.

9 octobre. La limonade est vomie. Eau de Sedlitz, 2 verres.

10 octobre. Les vomissements ont disparu. Mais la malade se plaint de douleurs très vives dans l'épaule droite, le poignet droit et le poignet gauche. Elle n'avait jamais eu de douleurs auparavant.

Urines. — Toujours très albumineuses.

15 octobre. Constipation, 2 verres, eau de Sedlitz.

16 octobre. A vomi l'eau de Sedlitz. On donne huile de ricin 20 gr.

17 octobre. A vomi huile de ricin. Elle vomit tout depuis deux jours. On prescrit 60 centigr. de scammonée dans du lait.

18 octobre. La malade n'a pas vomi sa scammonée qui a produit un excellent effet; elle a eu quatre selles; elle n'a plus vomi de la journée.

24 octobre. La malade qui allait bien est de nouveau prise de vomissements. Les douleurs articulaires ont de nouveau reparu. Elle n'urine que fort peu.

Urines. — toujours très albumineuses.

Oxymel scillitique, 15 grammes.

25 octobre. La malade ne va pas mieux; elle vomit tout ce qu'elle prend. Elle a une céphalalgie très vive et ses douleurs articulaires persistent. Toujours autant d'albumine. Urine, 1 litre. Scammonée, 60 centigr.

27 octobre. La malade a été très soulagée par la scammonée, ne vomit plus, n'a plus mal à la tête.

29 octobre. Le mieux persiste. La malade se sent très bien. Elle est loin d'être guérie. Elle a toujours beaucoup d'albumine. Elle demande à sortir. On cède à ses instances.

Nous venons de donner plusieurs observations dans lesquelles une médication complexe, et surtout la combinaison des diurétiques et des drastiques a produit un bon effet. Les pilules dites diurétiques, telles que les prescrit M. Lancereaux, sont, en général, d'un emploi commode, les malades les acceptant facilement. Les résultats sont également obtenus assez rapidement. Quand nous avions l'honneur d'être interne de M. Huchard, nous avons vu ce médecin insister sur la valeur d'une formule pilulaire analogue, qui réunit les drastiques aux diurétiques. M. Huchard y ajoute même un sudorifique, le nitrate de pilocarpine. Mais il le supprime de sa formule dans les cas où il soupçonne une dégénérescence du myocarde.

Les pilules sont ainsi composées :

Nitrate de pilocarpine. . . .	0,005	millig.
Extrait de scille.	0,05	centig.
Résine de jalap.	0,05	—
— scammonée. . . .	0,05	—

pour une pilule.

Cette préparation s'administre suivant les règles que nous avons données plus haut à propos de l'autre formule de pilules composées.

Nous joignons ci-dessous une observation, où les accidents urémiques sont été justiciables d'une médication complexe, dans laquelle figurent ces pilules.

Observation XIV (Personnelle).

Néphrite interstitielle. — Urémie à forme dyspnéique ; symptômes des plus graves. — Traitement par la saignée, les purgatifs, les diurétiques et les diaphorétiques. — Guérison.

Le nommé G..., Alfred, peintre en bâtiments, âgé de 48 ans, entre le 19 mai 1886 à l'hôpital Bichat, dans le service de M. le Dr Huchard.

Rien de particulier dans les antécédents.

Le début de son affection remonte à environ deux ans. De temps en temps étouffements dans la journée, survenant à l'occasion d'efforts ; quelques maux de tête.

Le malade remarque qu'il est obligé de se relever plusieurs fois la nuit pour uriner.

Jamais d'autres phénomènes précurseurs du mal de Bright. Jamais d'œdèmes. Il y a 3 mois le malade a été obligé de cesser de travailler à cause de violents accès d'étouffement, survenant la nuit comme le jour, sans cause déterminante appréciable et qui deviennent bientôt tellement intenses qu'ils nécessitent son entrée à l'hopital (19 mai). Apparence très robuste.

Nulle part d'œdème (la face a peut-être l'aspect un peu bouffi). Athérome manifeste.

Ce qui attire tout d'abord l'attention, c'est la dyspnée. La respiration n'est pas fréquente (20 Resp.), mais elle est pénible.

L'examen des poumons ne donne pas l'explication de cette dyspnée ; il y a seulement quelques râles aux bases.

Le cœur ne paraît pas non plus bien malade ; pas d'hypertrophie appréciable, pas de souffles ; le premier bruit est seulement un peu sourd.

Bruit clangoreux du 2e ton aortique, peut-être bruit de galop.

L'aorte n'est pas sensiblement dilatée, pas d'élévation des sous-clavières. Battements artériels très peu marqués. Myosis assez accentué.

La dyspnée n'étant pas pulmonaire, on est amené à priori à la rapporter au rein (Marche de l'affection et Myosis) 3 gr. d'albumine dans les urines.

Du reste pas de phénomènes cérébraux, pas de céphalalgie ni de délire. Intégrité parfaite de l'intelligence.

État saburral accentué. Langue recouverte d'un épais enduit blanchâtre. Nausées. Pas de diarrhée, pas de troubles sensoriels.

DIAGNOSTIC : *Artério-sclérose. Néphrite interstitielle. Dyspnée urémique* (*Respiration de Cheyne-Stokes.*

Traitement. — Régime lacté exclusif. — Iodure de potassium 2 grammes. Ventouses sèches.

Au bout de 5 jours de ce traitement (25 mai) le malade dit se trouver très bien ; plus de dyspnée. A peine quelques traces d'albumine. Les pupilles sont revenues normales.

27 Mai. — Fatigué par les réclamations du malade on lui accorde un degré.

Dans la nuit, reprise de la dyspnée ; plusieurs accès d'étouffements.

28 Mai. A la visite du matin, nous trouvons le malade en proie à une dyspnée très intense, un peu soulagée par la position assise dans un fauteuil.

La respiration n'est toujours pas accélérée (22 R.) mais elle est brève, peu profonde et très pénible. Réapparition du myosis.

Urines. — 600 gr. au lieu de 1500 gr. la veille ; elles ne contiennent du reste que des traces d'albumine.

Râles abondants de congestion pulmonaire. Nausées.

Traitement. — Ventouses sèches. Reprise du régime lacté absolu.

Le 29 et le 30 l'état va en s'aggravant :

31 Mai. Etat d'angoisse respiratoire continu avec accès asphyxiques intermittents survenant sans motif appréciable. Le malade ne peut rester dans le décubitus dorsal. Un peu d'œdème malléolaire.

Pupilles punctiformes ; depuis la veille au soir, la respiration a pris le type très net de la respiration de Cheyne-Stokes.

Embarras gastrique urémique. Langue recouverte d'un épais enduit blanchâtre. Le malade vomit tout ce qu'il prend, il ne peut garder ni lait ni aucune boisson. Constipation.

Urines. 600 gr. Albumine 0,50 centigr. Pouls égal, un peu serré, 62. Cœur, bruits un peu sourds.

Durant ces trois jours de crise, la température est restée à peu près normale, oscillant entre 36°,8 et 37°,5.

Traitement. Eau-de-vie allemande (le malade l'ayant vomi), lavement purgatif, 3 injections de caféine. Injections d'éther et de morphine pour remonter et calmer le malade, 6 ventouses scarifiées en avant de la poitrine.

1er juin. On ordonne un vomitif (2 gr. d'Ipéca en 3 fois).

Urines. 1000 gr. L'état est à peu près le même. On ajoute au traitement du Vin de la Charité et un lavement purgatif.

2 juin. *Urines*, 2000 gr.

3 juin. *Urines*, 2500 gr.

L'état ne s'améliore pas. Toujours cette dyspnée continue

avec accès paroxystiques et respiration de Cheyne-Stokes, intermittente, myosis très marqué, mais on remarque depuis la veille que la pupille droite est un peu moins contractée que la gauche.

4 juin. *Urines*, 2800 gr., toujours à peine quelques traces d'albumine. Le malade dit se trouver mieux. Plus de Cheyne-Stokes. Pupilles un peu dilatées, la droite l'étant toujours un peu plus.

Cette amélioration suivant l'élévation de la quantité d'urine semble évidemment devoir être attribuée aux injections de caféine qui ont provoqué, selon leur habitude une diarrhée abondante; cependant M. Huchard fait remarquer que le pronostic est toujours grave : « une fois que la respiration de Cheyne-Stokes s'est montrée, elle reprend toujours ses droits. »

5 juin. Urines, 200.

6 juin. Ce matin, nous trouvons le malade retombé dans son état de dyspnée des jours précédents. Réapparition du Cheyne-Stokes et de la contraction pupillaire.

Urines, 1 litre.

Le soir, le malade asphyxiant réellement, saignée de 400 gr., sa saignée le soulage durant 7 ou 8 heures, mais le 7 juin, ce matin, nous retrouvons le malade à peu près dans le même état que la veille.

Urines, 1 litre.

Traitement. — Continuer les 3 injections de caféine, le Vin de la Charité et les lavements purgatifs. De plus, 4 des pilules suivantes :

Pour 1 pilule :	Nitrate de pilocarpine. . .	0,005 milligr.
—	Extrait de scille	0,05 centigr.
—	Résine de scammonée. . .	—
—	— de jalap.	—

Toujours régime lacté exclusif, injections d'éther et de morphine.

Urines, 600 gr.

8 juin. On croit à une mort prochaine, néanmoins continuation stricte du traitement.

9 juin. *Urines*, 1200, légère amélioration. Disparition du Cheyne-Stokes.

10 juin. A la visite du matin, nous trouvons le malade relativement très bien. Respiration à peu près normale, pupilles normalement dilatées. Depuis la veille, dans l'après-midi le malade a eu *une véritable débâcle par tous ses émonctoires.* Transpiration excessivement abondante.

Urines, 4 litres. Diarrhée également abondante.

Les pilules de pilocarpine ont donc mis 2 jours à produire leur effet. Dans la soirée la transpiration cesse.

Le 11 et 12 juin. *Urines*, 3 litres.

13 juin. *Urines*, 3,500 gr. Le malade est toujours aussi bien. La respiration est seulement un peu plus saccadée que normalement et les pupilles sont moins dilatées qu'elles ne devraient l'être, mais il n'y a plus d'accès d'étouffements et il peut dormir tranquillement dans le decubitus horizontal.

14 juin. *Urines*, 3,500 gr.

Plus d'albumine ni d'œdème pulmonaire, pupilles à peu près normales.

15 juin. Un degré.

16 juin. Aucun symptôme d'urémie. Plus de dyspnée. Le malade est guéri de son attaque urémique.

V

Saignée. — Médications diverses. — Neutralisation des agents toxiques. — Régime.

Rayer fait observer qu'une hémorrhagie survenant au cours d'une néphrite amende parfois les accidents de la maladie. Bien souvent depuis, on a vu les crises urémiques favorablement modifiées par un saignement de nez, ou chez la femme par l'arrivée des règles.

Nous ne savons si les anciens médecins qui ouvraient la veine dans l'urémie étaient guidés par le souvenir de faits semblables. Quoiqu'il en soit, la pratique de la saignée dans l'urémie est déjà vieille. C'était celle de Rayer. C'est encore aujourd'hui celle de beaucoup de nos maîtres et pour ne citer qu'un de ses partisans les plus convaincus, celle de M. le professeur Peter.

Par quel mécanisme agit la saignée dans l'intoxication urémique ? M. Lécorché paraît admettre que la déplétion sanguine a pour effet principal de décongestionner les centres nerveux, dont l'hyperhémie serait la cause des accidents observés.

C'est qu'en effet, M. Lécorché professe une théorie mixte de l'urémie, suivant laquelle les phénomènes morbides résulteraient simultanément de la congestion et de la nutrition vicieuse des centres nerveux.

Il est plus probable que la saignée agit suivant un autre mode. Le sang veineux des urémiques est en effet chargé de produits excrémentitiels.

Si l'on retire à un de ces malades une certaine quantité de sang, on lui enlève par le fait une notable proportion de principes toxiques. Les auteurs (Bouchard, Labadie-Lagrave) donnent les chiffres suivants : Une saignée de 32 grammes enlève à l'organisme 0,50 centigr. de matières extractives, c'est-à-dire autant que 280 grammes d'une diarrhée obtenue par les drastiques, juste autant que 100 litres de sueur.

On voit immédiatement quels peuvent être les avantages de la saignée. C'est un moyen puissant pour combattre d'urgence les accidents immédiatement menaçants. Un malade arrive à l'hôpital dans le coma ou présente des convulsions ; son urine est albumineuse ; on entend un bruit de galop au cœur. Il paraît être en danger imminent de mourir. Dans un cas semblable, la saignée est parfaitement indiquée.

Son emploi est surtout légitime dans les néphrites aiguës, et chaque fois que la vie du malade étant menacée à bref délai, on est en face d'un sujet encore assez résistant. Dans les formes de néphrite chronique au contraire, au cours des vieilles scléroses rénales des athéromateux, la saignée trouve bien rarement son indication.

Tout au plus pourrait-on l'utiliser, au moment des accidents ultimes, pour fournir un répit au malade et prolonger sa vie de quelques heures. M. Lancereaux accorde cependant que la saignée trouve parfois son application dans les cas d'urémie compliqués de stase pulmonaire.

Quant à la méthode des saignées répétées, fût-ce dans une néphrite aiguë et chez un sujet vigoureux, nous n'hésitons pas à la repousser catégoriquement. La saignée unique de deux ou trois cents grammes au moment des accidents solennels, soit. Mais les phlébotomies successives ne sauraient avoir la prétention d'enrayer le processus phlegmasique des reins au cas de néphrite aiguë. Pour ce qui est des néphrites chroniques, il ne peut être question d'appliquer ce procédé aux symptômes urémiques qui les compliquent. La faiblesse des malades fait au médecin un devoir de ménager leur sang.

Rien dans ce cas ne peut remplacer les drastiques et, si c'est possible, les diurétiques. On pourrait même craindre que les saignées n'exagèrent les convulsions urémiques, ou ne les fassent apparaître. Une simple saignée anémie notablement les brightiques dont le sang est déjà si pauvre en globules.

On sait que les grandes hémorrhagies amènent les

convulsions par anémie bulbaire. Une saignée unique chez un urémique pourrait donc peut-être hâter la survenance des phénomènes convulsifs. On a accusé en outre la saignée de favoriser l'hydrémie, et par conséquent la production des œdèmes.

Les femmes atteintes d'éclampsie puerpérale sont souvent traitées avec succès par la saignée. Elles sont sensiblement dans les mêmes conditions que les malades atteints de néphrite épithéliale aiguë, et c'est une raison de plus pour admettre la saignée chez ces sujets, ainsi que nous l'avons fait tout à l'heure.

Cette pratique de la saignée chez les éclamptiques est courante, et adoptée par la majorité des accoucheurs. Mais il en est peu qui soient partisans du système des saignées multiples, répétées pendant plusieurs jours, ainsi que le faisaient les anciens praticiens dans les inflammations aiguës des reins.

Voici une observation d'éclampsie puerpérale au cours de la grossesse, suivie d'avortement. La malade a été saignée au début. Mais plus tard les purgatifs et le lait ont eu raison de ses œdèmes et de ses accidents urémiques ; et elle est sortie de l'hôpital à peu près complètement guérie :

Observation XV (Inédite)

(Due à M. Lancereaux.)

Eclampsie puerpérale. Albuminurie. Céphalée. Troubles oculaires. Avortement. Guérison à peu près complète à la sortie.

La nommée L..., Vve Fal..., âgée de 38 ans, entré le 29 mars 1883, salle Lorain n° 30, à l'hôpital de la Pitié.

Père mort à 54 ans, d'une maladie inconnue. Mère morte à 34 ans, suite de couches.

A eu 4 enfants : le 1er a 17 ans, bien portant ; les 3 autres morts en bas âge. Migraines fréquentes depuis 12 ans, et au moment des règles.

Erysipèle de la face à 26 ans ; pas d'autres maladies.

Réglée à 19 ans, régulièrement. — Enceinte de six mois, elle se plaint depuis plusieurs mois de maux de tête, et depuis quelques jours des troubles de la vue.

Appelé ce matin 29 mars 1883, le docteur M..., la trouve en pleine attaque d'éclampsie, elle n'a perdu connaissance que depuis le matin, et personne ne l'avait encore vue avec ces accidents nerveux. Ce serait sa première attaque. A 11 heures du matin une saignée de 350 à 400 grammes.

30 mars. Nous la trouvons aujourd'hui dans le coma, ne répondant pas aux questions ; pas de convulsions depuis qu'elle est ici. Dans la nuit, craignant une nouvelle attaque et voyant son agitation, l'interne de garde lui administre à 2 reprises des lavements au chloral, mais la malade ne les a pas gardés.

Pupilles égales. Pas d'urine ce matin, on la sonde et on en retire une urine colorée, acide, D—1010, contient de l'albumine en grande quantité. Les jambes sont enflées. La malade a des pertes rouges en petite quantité, tachant faiblement la chemise.

Pas de fièvre. + Pouls 96. — 1 gramme de scammonée dans du lait.

31 mars. Il a été impossible de lui faire prendre un purgatif, quoiqu'on ait tenté trois fois de lui en donner. A accouché hier à 6 heures du soir, d'un enfant mort. L'enfant paraît un peu macéré. L'épiderme s'enlève facilement. Présentation du siège (Pieds) Temp. 37°.

1er avril. Hier et aujourd'hui lavements des peintres, qui l'ont purgée abondamment.

2 avril. Mieux sensible. La malade quoique encore absorbée, commence à recouvrer sa connaissance; elle répond aux questions, elle ne jure plus, ne cherche plus à faire du mal, n'a jamais eu de fièvre. — Pouls 84.

Urine. 1 litre 1/2, teinte en rouge par le sang des lochies. 15 grammes huile de ricin pour demain matin.

3 avril. L'huile de ricin a produit son effet; matières comme du blanc d'œuf colorées en jaune. Injections phéniques dans le vagin.

4 avril. Céphalalgie. Elle se plaint de douleurs dans le ventre. Les lochies ne sentent pas mauvais. Pas de fièvre. Urines 2 litres; beaucoup moins d'albumine hier et aujourd'hui que le jour de son entrée. De nouveau 15 gr. d'huile de ricin.

5 avril. Toujours absorbée, gémit, se plaint de douleurs dans le ventre, céphalée, voit trouble, ballonnement du ventre, n'a pas vomi.

6 avril. Même état.

7 avril. Même état, ventre moins ballonné.

9 avril. La malade va mieux, moins de douleurs dans le ventre, la connaissance est plus nette maintenant, troubles de la vue.

13 avril. Urine 2 litres, albumine toujours en quantité notable. Lavement purgatif.

18 avril. Hémorrhagie utérine assez abondante. Urine 3 litres environ, albumineuse, et renfermant un peu de sang à la suite de son hémorrhagie. Herpès labial depuis hier.

23 avril. L'hémorrhagie persiste, mais moins abondante ; toujours céphalée et vue trouble.

Urine 2 litres 1/4. Tous les cinq jours elle prend un lavement, sans quoi elle n'irait pas à la selle. Diarrhée aujourd'hui.

28 avril. Mieux. Toujours un peu de céphalée ; des troubles oculaires. Lavement tous les soirs.

Urines 2 litres presque tous les jours. D. 1010. Un peu d'albumine, pas de vomissements. Appétit revient. Le malade ne prend que du lait.

2 juin. 2 furoncles de la fesse droite ont percé cette nuit. Les ganglions correspondants de l'aîne sont gros, douloureux.

L'*urine* renferme de l'albumine ; appétit et santé générale satisfaisants.

7 juin. Urine, 2 litres, albumine.

13 juin. id. id. id.

20 juin. Les urines varient en 1 litre 1/2 et 2 litres. Elles sont examinées tous les jours.

25 juin. Les urines renferment toujours plus ou moins d'albumine.

Ce matin la quantité d'albumine paraît moindre que les jours précédents. Santé générale s'améliore de plus en plus. Toujours régime lacté. Troubles oculaires n'existent plus au dire de la malade.

4 juin. A la sortie, nous constatons encore la présence de l'albumine dans les urines. La santé générale est du reste très bonne.

Température est toujours restée normale.

La malade quitte le service.

La *transfusion du sang* chez les urémiques, telle qu'elle a été pratiquée par M. Dieulafoy, peut assurément être suivie de bons effets, puisqu'elle tend à substituer à une certaine quantité de sang vicié une égale quantité d'un sang de bonne qualité. Mais il faut avouer que ce mode de traitement a peu de chances de passer dans la pratique courante. De plus, l'action de ce moyen ne peut évidemment être que passagère. Le rein continuant à opposer une barrière à la sortie des matériaux excrémentitiels, ceux-ci ne tardent pas à saturer autant le sang et les tissus qu'avant la transfusion.

On a pensé également à utiliser la surface pulmonaire comme voie d'exhalation supplémentaire. C'est dans cette idée qu'on a préconisé les *bains d'air sec*, sans qu'il semble que les malades en aient retiré un grand avantage. En parlant des indications spéciales fournies par l'urémie à forme dyspnéique, nous dirons quels services on est en droit d'attendre des inhalations d'oxygène.

M. Lancereaux a attiré notre attention sur un moyen peu employé jusqu'ici, mais qui pourrait néanmoins avoir des avantages réels, si l'on en juge par un fait tiré de la pratique de ce savant maître.

Une femme d'une soixantaine d'années, atteinte d'une néphrite chronique d'origine saturnine, se trouvait dans un état des plus graves. Elle présentait de l'anasarque avec dyspnée excessive, agitation et délire nocturne, anémie profonde.

Pendant trois mois elle fut soignée par les moyens ordinaires avec des alternatives de mieux et de pis. Au bout de ce temps, l'anasarque disparut totalement ; la malade se mit à manger, et se rétablit d'une façon inespérée. Or, elle portait maintenant un large ulcère dont le début avait coïncidé avec l'amendement des symptômes alarmants.

Nous avons déjà dit ce qu'il fallait penser des vésicatoires établis sur la région rénale, et nous nous sommes demandé dans quel cas l'action de la cantharide sur les reins était à redouter. Dans quelques circonstances, suivant M. Lancereaux, lorsque les diurétiques deviennent sans efficacité, et que les purgatifs ne parviennent plus, malgré leur répétition, à combattre les accidents urémiques, alors on se trouvera bien d'un large exutoire, vésicatoire ou cautère, à la cuisse ou à la jambe. Ce moyen ne doit pas être négligé dans les cas extrêmes et difficiles.

Jusqu'à présent nous n'avons parlé que des médications qui ont pour but l'élimination des matériaux toxiques accumulés dans l'économie.

Il nous reste à dire deux mots de la méthode *de réduction*, de *neutralisation* de ces mêmes substances.

Cette idée de neutraliser les poisons qui occasionnent les troubles urémiques, a dû naturellement venir à l'esprit de la plupart des médecins qui se sont intéressés à la question. C'est dans cet ordre d'idées que Frerichs, logique avec sa théorie, proposait l'acide benzoïque, le jus de citron, ou l'acide tartrique pour neutraliser le carbonate d'ammoniaque qu'il croyait être la cause des accidents observés. Avec les connaissances plus précises que l'on possède aujourd'hui sur la genèse de ce syndrôme, l'urémie, on peut espérer arriver dans cette voie à quelques résultats. Ces méthodes de neutralisation sont aujourd'hui à l'essai.

Ne pouvant en parler d'après notre propre expérience, nous reproduisons quelques lignes de M. le professeur

Bouchard, auquel revient tout l'honneur de ces tentatives thérapeutiques.

« Il y a peut-être, dit Bouchard, des indications thérapeutiques à tirer de la connaissance que nous possédons des sources de l'accumulation des matières toxiques dans l'économie : la désassimilation, la sécrétion du foie, l'alimentation, les putréfactions intestinales. Cherchons si nous ne pourrions pas agir sur l'une ou l'autre de ces sources d'intoxication pour les tarir ou les diminuer.

« Pouvons-nous entraver la désassimilation ? y a-t-il indication d'administrer ces substances qui passent pour ralentir les échanges nutritifs et qu'on a appelées des médicaments d'épargne, l'arsenic, la valériane ? Ce serait bien inutile. La maladie a produit elle-même cet arrêt de la désassimilation. L'accumulation des matières toxiques a entravé les conditions de l'osmose, un équilibre de tension s'est établi entre les liquides intra et extracellulaires, la circulation de la matière à travers la cellule ne s'opère plus qu'imparfaitement ; les substances combustibles et l'agent comburant, l'oxygène, n'entrent plus qu'à peine en conflit, si bien qu'on voit baisser la température, preuve évidente du ralentissement de la nutrition.

La température peut s'abaisser jusqu'à 30° dans le rectum. La maladie est allée elle-même au devant du *desideratum* que nous formulions ; il est bien inutile de songer à entraver davantage les oxydations, dont l'insuffisance peut, à elle seule, devenir mortelle.

« Que pouvons-nous faire pour lutter contre cette source de poison qui réside dans la sécrétion biliaire ? On peut d'abord diminuer la quantité de bile sécrétée. Un moyen usité empiriquement et excellent est le lait, quand il est bien digéré ; car s'il n'est pas absorbé, il purge et augmente la sécrétion biliaire. Mais quand la digestion du lait est parfaite, la constipation s'établit et le résidu fécal sec et dur qu'il laisse ne contient presque pas de pigment biliaire.

« On peut encore expulser la bile quand elle est formée, en la balayant à l'aide de certains sels neutres dont l'action se borne à faire parcourir rapidement au contenu de l'intestin, son trajet jusqu'à l'anus.

« Mais, dans la bile, la plus grande part de la toxicité incombe aux matières colorantes; nous avons prouvé que la bile décolorée est beaucoup moins toxique. Nous avons le moyen de décolorer la bile dans le tube digestif en administrant le charbon à dose suffisante.

« Nous pouvons diminuer la source de toxicité qui réside dans l'alimentation, en diminuant celle-ci, au point de vue surtout des matières minérales, de la potasse qui concourt pour une part importante à l'intoxication. On choisira pour les urémiques des aliments rapidement digérés et absorbés, ce qui aura encore l'avantage de ne pas livrer aux agents de la putréfaction intestinale de la matière indigérée facilement putrescible. On recherchera des aliments peu riches en matières extractives et en potasse, on écartera donc la viande. Comme on l'avait fait empiriquement depuis longtemps, on choisira le lait, si peu riche en potasse, et qui a fait ses preuves à tant de points de vue dans le traitement de l'urémie. On y adjoindra le blanc d'œuf, au besoin le fromage, qui ne contient plus les matières minérales solubles du lait, et la viande bouillie; mais on interdira le bouillon.

« Enfin, une indication fort importante est de lutter contre l'intoxication par les produits de la putréfaction intestinale. On doit s'efforcer d'abord de n'admettre que peu de matière putrescible dans le tube digestif, afin que le résidu de la digestion fasse des masses solides ne présentant au contact de la muqueuse absorbante que des surfaces dures et peu étendues.

Les résidus pâteux incessamment brassés par l'intestin, livrent au contraire successivement à l'absorption le poison contenu dans leurs couches superficielles et profondes. L'alimentation lactée, quand elle est bien tolérée, ce qui est la règle quand le lait est ingéré par petites doses espacées, produit le résultat désirable, c'est-à-dire, des matières fécales peu abondantes et solides. Ainsi, de quelque côté qu'on l'envisage, le lait s'oppose à toutes les sources d'intoxication.

« Nous pouvons encore fixer les produits toxiques de la putréfaction intestinale, afin d'en entraver l'absorption, et le charbon nous en donne le moyen. Nous pouvons même lutter contre la putréfaction elle-même, en réalisant l'antisepsie intestinale.

« Nous possédons dans l'association de l'iodoforme au charbon, dans la naphtaline des moyens qui, théoriquement, nous permettent de la pratiquer rigoureusement. Le salicylate de bismuth pourrait être employé dans le même but : et, si l'on se défiait du passage et de l'accumulation dans le sang de la petite quantité d'acide salicylique absorbée, on pourrait lui substituer le sous-nitrate.

« En fait, mon collègue, M. le docteur Tapret, a appliqué cette idée théorique au traitement des urémiques et il a vu trois fois les accidents urémiques céder, quand l'antisepsie intestinale eut été réalisée.

« J'ai vu moi-même, dans un cas une dyspnée urémique formidable disparaître du jour au lendemain, après l'administration de la naphtaline : le malade, qui était diabétique a succombé plus tard à des gangrènes, mais à coup sûr il fut mort beaucoup plus vite du fait de l'urémie. Ce ne sont que quatre faits, mais ils sont encourageants, surtout quand on songe au petit nombre de moyens thérapeutiques dont nous disposons contre l'urémie ».

Du régime des urémiques, nous ne dirons que peu de chose. Tout le monde est unanime pour reconnaître les bienfaits du lait. L'action du lait est multiple. C'est un aliment complet qui suffit à lui tout seul au travail des réparations organiques. En second lieu, c'est un diurétique. Nous venons de voir que M. Bouchard lui reconnait deux autres qualités : 1° celle de ne contenir que des quantités négligeables de potasse ; 2° celle de produire des résidus intestinaux durs et peu abondants, de manière à réduire au minimum la résorption des alcaloïdes toxiques du tube digestif. On peut ajouter avec M. Lancereaux, qu'il semble avoir une action directement efficace sur le parenchyme rénal.

Se fondant sur la présence de l'albumine dans les urines, on avait été amené à prescrire les œufs et les autres substances albumineuses. On est universellement revenu aujourd'hui de cette erreur. Nous donnons ci-dessous l'observation d'un malade du service de M. Lancereaux, qui, sous l'influence du seul régime lacté a guéri d'une néphrite épithéliale liée sans doute à une angine infectieuse.

Observation XVI (Inédite).

(Due à M. Lancereaux).

Angine infectieuse. Néphrite parenchymateuse. Albuminurie. Hématurie. Traitement exclusif par le régime lacté.

Le nommé T..., Georges, âgé de 32 ans, entre le 31 octobre 1885, salle Piorry, n° 34.

Pas de maladies antérieures.

Mercredi matin, le malade se rendit à son travail comme de coutume, il était bien portant, et mangea d'excellent appétit, il travailla toute la journée; mais le soir, vers 4 heures, il fut pris de frissons, qui devaient durer toute la nuit suivante, avec cela céphalalgie frontale très intense, lassitude générale, brisement des membres, mal à la région lombaire. Le malade qui travaillait à Levallois-Perret, est parti vers 8 heures du soir; il a pris un omnibus qui l'a conduit à la Bastille, vers 9 heures.

Il est monté sur l'impériale et a été exposé au froid pendant toute la durée du trajet. Il accusait d'ailleurs un refroidissement très notable.

Arrivé chez lui, il s'est mis au lit, mais son malaise ne l'a pas quitté, il a eu des frissons pendant toute la nuit ainsi que de la céphalalgie. Le matin au réveil, il s'est aperçu que ses urines étaient fortement colorées en noir, alors qui ne les avait jamais vues de cette couleur et que la veille même, elles étaient de coloration normale. En même temps il se plaignait d'un violent mal de gorge qui l'empêchait d'absorber toute espèce d'aliments; les boissons seules passaient dans l'œsophage sans trop de douleur.

Depuis ce jour, les choses sont restées à peu près dans le même état. La céphalalgie a disparu, mais chaque soir, le malade éprouve des frissonnements répétés, avec élévation de la température à 39°.

Etat actuel. — Le malade a une teinte jaunâtre, généralisée à tout le tégument externe, son système musculaire est assez bien développé, cependant sous le doigt on obtient la raie du myœdème.

La langue est humide, à peine constate-t-on une légère blancheur à sa partie moyenne.

Tout l'isthme du gosier est enflammé et tuméfié. Une rougeur générale occupe le voile du palais avec la luette, les amygdales, la paroi postérieure du pharynx. La luette est grosse, tuméfiée et pend entre les deux amygdales qui sont aussi tuméfiées et qui rétrécissent l'isthme du gosier. On voit des dépôts pultacés occupant les cryptes amygdaliens.

Pas d'appétit, les aliments de quelque nature qu'ils soient, même liquide, rendent la déglutition excessivement douloureuse. Constipation. La percussion du thorax n'offre rien de particulier. A l'auscultation, on constate que le murmure vésiculaire est très faible sous les deux clavicules ; mais il n'y a pas de bruits anormaux. En arrière et aux bases le murmure vésiculaire est normal.

Rien au cœur. Le foie ne déborde pas le rebord costal. Rien à l'aorte. Le sommeil est agité. Il est entrecoupé de frissons et de bouffées de chaleur.

Urines. — Quantité — 3/4 de litre.
Densité — 1020.
Coloration — jaune noirâtre.
Réaction — Acide.
Albumine — grande quantité.
Sucre. — 0.

2 novembre. Urines, 1 litre, contiennent beaucoup d'albumine et un dépôt sédimenteux abondant. Température 38°,2, 39°,3.

3 novembre. Les dépôts blanchâtres situés sur les amygdales ont disparu, seuls les dépôts situés à la paroi postérieure du pharynx persistent. La rougeur générale de l'isthme du gosier est diminuée. Urines, 1 litre, aujourd'hui elles sont tout à fait noires, semblables à de l'encre délayée dans de l'eau.

Densité — 1018.
Coloration — noirâtre.
Réaction — acide.
Albumine — gros flocons.
Sucre — 0.

5 novembre. Le malade va bien mieux, la fièvre est tombée à 37°. La gorge est tout à fait détergée, il ne persiste qu'une légère rougeur sur les piliers et le voile du palais. Le léger engorgement ganglionnaire a disparu. Les urines sont devenues aujourd'hui de couleur jaune clair, elles ont augmenté de quantité, et par suite leur densité a diminué.

Urines. — Densité — 1008.
Coloration — jaune clair.
Réaction — acide.
Albumine — Nuage moins prononcé.
Sucre — 0.

9 novembre. Le malade se plaint de maux de reins très violents qui l'avaient empêché hier pour monter les escaliers.

Urines. — Quantité — 2 litres 1/4.
Coloration — jaune trouble.
Réaction — neutre.
Albumine — léger nuage.
Sucre — 0.

14 novembre. Faciès jaunâtre du malade.

Urines. — Quantité 2 litres.
Coloration — jaune trouble.
Réaction — neutre.
Albumine — 0.
Sucre — 0.

L'albumine a tout à fait disparu.

16 novembre. — *Urines*. — Densité — 1012.
Coloration — jaune trouble.
Réaction — acide.
Albumine — 0.
Sucre — 0.

Les urines du malade de densité et de coloration normales, n'offrent plus la moindre trace d'albumine. Le malade a bon appétit et le teint frais. Il sort aujourd'hui même de l'hôpital.

VI

Indications fournies par la forme symptomatique ou par la notion étiologique.

La forme dite cérébrale de l'urémie est celle qui se prête le mieux à l'administration d'agents thérapeutiques spéciaux, en dehors de ceux que nous avons étudiés. C'est qu'en effet un autre élément intervient ici. En même temps qu'on cherche à éliminer les substances toxiques par l'émonctoire intestinal ou par le rein, il faut chercher à calmer l'excitabilité du système nerveux central. C'est principalement dans la variété convulsive de l'urémie cérébrale qu'on pourra utiliser avec profit certains médicaments capables d'amener cette sédation.

En tête des agents médicamenteux à employer se place le chloral. C'est le chloral que M. Lancereaux administre de préférence aux malades qui ont de l'éclampsie d'origine rénale, lorsque la violence des convulsions fait courir au malade un danger qui s'ajoute aux effets même de l'empoisonnement urémique. Il peut être employé à l'intérieur, mais de plus il est commode de l'administrer en lavements. Les bons effets du chloral dans l'éclampsie des femmes en couches n'est plus à démontrer aujourd'hui. L'analogie des accidents dans les deux cas plaide encore en faveur de l'application de ce moyen aux convulsions urémiques ordinaires.

Le chloroforme, en inhalation, a surtout été employé jusqu'ici dans l'éclampsie puerpérale. On n'a pas grande expérience de son action dans la forme cérébrale de l'urémie commune.

Peut-être pourrait-on y avoir recours, dans certains cas urgents, pour avoir rapidement raison de phénomènes convulsifs violents, et immédiatement menaçants par leur intensité même. Il faudrait en tous cas être sobre de ce moyen, éviter de provoquer la résolution complète et le coma, et avoir toujours soin d'administrer simultanément un ou plusieurs lavements purgatifs.

Aussi bien dans les cas où le chloral et le chloroforme trouvent leur indication, la saignée également, ainsi que nous l'avons vu, peut être employée une fois, à titre d'intervention d'urgence surtout chez les sujets encore vigoureux. On pourrait la remplacer par l'application de sangsues au niveau des apophyses mastoïdes.

Le bromure de potassium doit être rejeté suivant M. le professeur Bouchard, à cause de la potasse qu'il contient. Si l'on trouvait une indication à l'emploi d'un sel de ce genre, il faudrait préférer le bromure de sodium. Dans l'observation que nous donnons plus loin, les effets du bromure de potassium ont paru médiocres, sinon tout à fait nuls.

La paraldéhyde, dans le même cas, a semblé mieux réussir. Quant à l'hopéine, que nous avons vu employer par notre maître M. Huchard, nous ne pouvons encore juger son action.

L'opium et ses dérivés, les piqûres de morphine, sont généralement évités chaque fois que l'excrétion par le rein est insuffisante. Il faut redouter ici en effet les mêmes effets d'accumulation qui sont à craindre comme pour la digitale.

Du reste les préparations d'opium ne paraissent pas posséder une influence plus manifeste sur les accidents qu'il s'agit de combattre que les autres substances précédemment signalées. Il vaut infiniment mieux en pareille circonstance recourir au chloral. Voici une observation que nous avons recueillie dans le service de notre excellent maître M. Huchard, et dans laquelle les phénomènes nerveux ont été successivement combattus par le bromure de potassium, la paraldéhyde et l'hopéine.

OBSERVATION XVII (PERSONNELLE)

Saturnisme. Accidents urémiques. Céphalalgie, délire, insomnie. Traitement par le bromure de potassium, la paraldéhyde et l'hopéine,

Le nommé M..., Arthur peintre en bâtiments, âgé de 42 ans, entre le 16 novembre 1885 à l'hôpital Bichat, salle Andral, n° 11.

Antécédents héréditaires. — Son *père* est mort âgé, paralysé, vraisemblablement d'hémorrhagie ou de ramollissement cérébral.

Mère, morte à 42 ans, vraisemblablement d'epithéliome utérin. A Paris depuis sa jeunesse, il a toujours exercé la profession de peintre en bâtiments.

Son hygiène laisse à désirer. Il n'est pas marié, se nourrit mal, et avoue franchement qu'il fait souvent des excès de boisson.

Il y a 4 ou 5 ans, il prenait encore régulièrement tous les matins un petit verre d'alcool à jeun; mais ayant eu des accidents dyspeptiques, il fut obligé de cesser, et actuellement il prend souvent de l'alcool le matin.

Les antécédents morbides se réduisent à quelques accidents saturnins sans gravité. Cependant il a eu il y a 7 ou 8 ans à deux reprises différentes des coliques de plomb, mais pas d'autres accidents, en particulier jamais de paralysies.

Il entre à l'hôpital, parce qu'il ne peut plus travailler; il est faible, a des maux de tête, de l'insomnie.

Etat actuel. C'est un homme de taille moyenne, bien constitué, et qui plus est n'est point dépourvu d'un certain degré d'embonpoint.

Son teint est pâle, mat et un peu subictérique. Ses muqueuses sont sensiblement décolorées. La face est légèrement bouffie et il existe également un peu d'œdème périmalléolaire.

Etat saburral des voies digestives, langue blanche; au niveau des gencives il existe un liseré plombique non douteux. Il présente en outre de l'anorexie et une constipation datant de 4 jours, le ventre est dur, globuleux, sonore à la percussion, pas de vomissements ; pas de pituites.

Le foie déborde de 3 travers de doigt les fausses côtes.

L'appareil respiratoire ne présente rien de bien remarquable. La poitrine est globuleuse, sonore. Il y a tout au plus un peu d'emphysème et à peine quelques râles de bronchite disséminés.

Le *cœur* est volumineux, et à l'auscultation il semble que l'on perçoit un bruit de galop, bien que celui-ci ne soit pas des plus nets.

Les artères radiales sont sensiblement athéromateuses.

Le pouls est dur, mais régulier, calme, plutôt ralenti qu'accéléré. Il n'y a pas de fièvre.

Du côté du système vasculaire, il existe peu de chose. Il y a bien de l'affaiblissement, mais pas de paralysie, pas de tremblement. Il y a pas non plus d'anesthésie, il existerait plutôt de l'hyperesthésie des parois abdominales.

Les réflexes sont normaux. Les fonctions intellectuelles paraissent intactes. Il n'y a pas de troubles de l'intelligence bien marqués, le malade accuse seulement des rêves, des cauchemars, de l'agitation nocturne et une céphalalgie très intense.

Les urines sont peu abondantes, assez fortement colorées; elles donnent par l'acide nitrique ainsi que par la chaleur un abondant précipité d'albumine.

Traitement. — Régime lacté exclusif. Purgatif avec deux verres d'eau de sedlitz.

Les jours suivants, le malade ne présente rien de particulier. On ne perçoit plus de bruit de galop.

3 novembre. Les urines ont augmenté. Le malade qui rendait à peine 1 litre d'urine, en émet maintenant deux litres ; elles sont toujours fortement albumineuses. 1 gr. par litre (dosage à l'aide du tube d'Esbach et du réactif picrique).

4 novembre. Le malade qui allait très bien depuis son entrée,

grâce au régime lacté exclusif, a demandé il y a quelques jours qu'on le remît au régime ordinaire. Les urines ont beaucoup diminué et actuellement il a une céphalalgie très vive ; il a vomi 2 ou 3 fois.

5 novembre. Les urines atteignent à peine 1 litre, elles contiennent de l'albumine en médiocre quantité, la céphalalgie est très vive, et par moment le malade délire, son délire est calme et tranquille.

8 novembre. Le délire est continuel, mais il est toujours calme et sans agitation. T. 36°,8. Urines 250 gr. *Traitement*, soignée de 500 grammes.

9 novembre. Le malade continue à délirer ; il ne va ni mieux ni plus mal. Albumine, 1 gr. par litre. Urine 250 grammes. Epistaxis. T. 37°.

Rien au poumon. Contre le délire qui est surtout nocturne on prescrit KBr. 4 grammes.

10 novembre. Le bromure n'a pas produit d'effet sensible. On le supprime et on prescrit : Paraldéhyde 3 grammes.

11 novembre. Même état. On continue le médicament.

12 novembre. Il y a moins de délire. La paraldéhyde paraît donner un bon résultat. On la continue.

14 novembre. Sous l'influence probable de la paraldéhyde le délire a disparu petit à petit. Actuellement le malade ne délire plus ; mais il est très faible.

16 novembre. On supprime la paraldéhyde. Le malade va beaucoup mieux, il doit pouvoir s'en passer. Il n'y a plus de symptômes d'urémie.

D'ailleurs les urines ont augmenté très notablement et se sont élevées depuis 3 jours de 500 grammes à 1,500.

Il n'existe plus que des traces d'albumine depuis le 10. Le malade n'a pas pris autre chose que du lait et de la paraldéhyde 3 grammes.

18 novembre. Le malade se plaint de très mal dormir et d'être agité par des rêves continuels. Sur sa demande on lui prescrit de nouveau : Paraldéhyde 3 grammes.

23 novembre. Le malade se déclare très satisfait de son médicament, néanmoins il consent à ce qu'on le lui supprime.

25 novembre. Depuis la suppression du médicament, le malade n'a pas fermé l'œil. Les nuits sont agitées et le matin il éprouve une céphalalgie très vive. Il demande un médicament pour dormir. On lui prescrit : Hopéïne 2 centigr.

26 novembre. Le malade a dormi 12 heures d'un excellent sommeil.

28 novembre. On continue le médicament pendant 2 jours, après quoi le malade dort très bien sans médicament.

Le 8 janvier 1886, le malade sort. Aucun accident nouveau n'est survenu. Il va bien.

Jaquet a préconisé dans l'éclampsie puerpérale l'enveloppement dans le drap mouillé suivant une méthode analogue à celle dont quelques médecins usent dans le traitement de la fièvre typhoïde. Nous ne citons cette médication que pour mémoire, ne sachant pas qu'elle ait été employée dans l'urémie vulgaire.

L'hydrothérapie et le drap mouillé ont été conseillés et mis en pratique par Ziemssen, Rosenstein, Liebermester, mais plutôt contre la néphrite elle-même.

Dans la forme dyspnéique de l'urémie, on a proposé de couvrir le thorax de ventouses sèches. Etant donné que la dyspnée est probablement dans ces cas d'origine nerveuse et qu'elle se trouve sous la dépendance d'une modification bulbaire, nous ne croyons pas beaucoup à l'efficacité de ce procédé.

M. Labadie-Lagrave dit que dans la forme d'urémie respiratoire qui affecte de préférence le type asthmatique il a eu quelquefois recours avec avantage à l'administration de la teinture de *Quebracho*.

On peut aussi faire respirer au malade de l'oxygène, à l'aide de l'appareil assez pratique dont on se sert dans les hôpitaux de Paris. M. le professeur Jaccoud se montre fort partisan de ces inhalations. M. Lancereaux les emploie aussi assez fréquemment. Elles semblent procurer au malade un certain soulagement au moins momentané.

Ortille (de Lille), a du reste combattu les assertions de Cuffer, pour qui les globules rouges des urémiques auraient perdu la faculté de fixer l'oxygène. Clifford Albutt déclare s'être bien trouvé dans l'asthme urémique, surtout de la digitale, mais aussi de la morphine, du chloral et du chloroforme. Le bromure de potassium lui a moins bien réussi.

Quand l'urémie s'accompagne de parésie cardiaque, il peut y avoir avantage à prescrire de préférence les médicaments dont l'effet est de relever la tension artérielle.

Nous avons parlé des avantages et aussi des dangers de la digitale. Le café, le convallaria maïalis, l'adonidine sont de nature à être utilisés. Notre maître, M. Huchard insiste sur les injections de caféine 4 à 6 injections par jour, renfermant chacune 0,25 centigr. de caféine.

Le nitrite d'amyle, conseillé également dans quelques cas par M. Labadie-Lagrave, a donné de bons effets entre les mains de M. Huchard. Il importe seulement de savoir qu'il existe une contre-indication importante à l'emploi du nitrite d'amyle, à savoir, l'altération des parois vasculaires, lésion si fréquente chez toute une catégorie d'urémiques.

Nous avons parlé tout à l'heure de la teinture de Quebracho. Un alcaloïde du Quebracho, l'aspidospermine a été utilisé par M. Huchard contre la dyspnée urémique. Voici une observation d'éclampsie puerpérale traitée dans son service par ce procédé.

Observation XVIII (Personnelle)

Eclampsie puerpérale. Injections d'aspidospermine. Guérison.

La nommée F..., fleuriste, âgée de 24 ans, entre le 11 juin 1886, à l'hôpital Bichat, salle Récamier n° 14, dans le service de M. Huchard.

Femme très adipeuse. Enceinte de 8 mois 1/2. Secondipare. Elle nous est amenée au milieu d'une attaque d'éclampsie des plus complètes, ayant débuté il y a 12 heures.

La malade est souillée de sang. Un médecin a fait en ville une saignée qui est mal arrêtée.

Elle est dans le coma, n'entend rien, ne répond à rien. Respiration stertoreuse et fréquente; contracture des membres; convulsions fréquentes et généralisées pendant lesquelles elle se mord la langue, à tel point qu'on lui met une compresse roulée entre les dents pour éviter des blessures profondes.

Œdème des membres inférieurs. Pouls impossible à compter à cause de sa petitesse et de sa fréquence. T. rectale, 39°,2.

Présentation du sommet. Aucun travail de commencé. Il est impossible de la sonder, à cause de la pression de la tête du fœtus sur la vessie.

Aussitôt après son admission, à une heure après-midi, nous lui faisons une injection de 0 gr. 06 d'aspidospermine. Dans la journée les attaques de convulsions se sont succédé subintrantes.

Le soir, à 10 heures, le malade est plus calme. 24 respirations à la minute. Injection de 0 gr. 08 d'aspidospermine. Injections vaginales phéniquées.

Commencement de travail. Dilatation du col de la dimension d'une pièce d'un franc.

12 juin. La nuit a été agitée jusqu'à 3 heures du matin. A partir de cette heure, elle n'a plus eu d'attaques. Coma complet. A 9 heures du matin, elle accouche d'un enfant mort sans reprendre connaissance. Injection utérine phéniquée à 1/100.

Elle peut être sondée. L'albumine se précipite en masse par l'acide nitrique et par la chaleur. Injections de 0,08 de sulfate d'aspidospermine.

Soir. Respiration calme. 20 R. 84 puls. Elle n'a pas eu de nouvelle attaque convulsive. Elle entend quand on lui parle, mais ne paraît pas comprendre. Elle ne peut rien avaler. La langue est très tuméfiée.

14 juin. Respiration calme, normale. Pouls régulier. 80 puls. T. 37°,8, le soir. L'attaque comateuse est terminée. L'intelligence est revenue. Céphalalgie, troubles visuels urémiques, elle voit tous les objets, comme s'ils étaient enflés.

Urine claire, presque décolorée, moins d'albumine. L'œdème des membres inférieurs a disparu.

16 juin. Elle se plaint d'une grande fatigue, de courbature, de légères douleurs abdominales, pas de flèvre.

Les lochies ne présentent pas de fétidité. 2 injections phéniquées à 1/100 par jour.

La langue qui s'est enflammée à la suite des morsures, se dépouille de son enduit saburral.

26 juin. La malade commence à se lever; elle n'éprouve aucune douleur.

Plus d'albumine, plus de symptômes urémiques. 1 injection phéniquée par jour.

2 juillet. Exeat, complètement guérie.

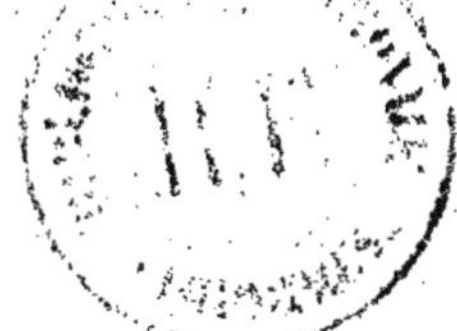

Les maladies dont la lésion rénale n'est qu'une manifestation peuvent-elles fournir des indications particulières? En d'autres termes, doit-on traiter d'une manière différente l'urémie des scarlatineux, par exemple, et l'urémie de l'endartérite généralisée avec sclérose rénale? M. Lancereaux ne le croit pas. Ou tout au moins peut-on affirmer que dans tous les cas où il y a insuffisance rénale et intoxication par les produits non éliminés, les mêmes moyens peuvent être mis en usage, à savoir, dans tous les cas les drastiques, et si la nature de la lésion rénale ne s'y oppose pas, les diurétiques.

Il est un moyen thérapeutique dont nous avons omis de parler jusqu'ici, parce qu'on l'emploie rarement, les vomitifs. Suivant M. Lancereaux dont l'expérience est si grande dans ce sujet, les vomitifs trouvent assez bien leur application dans les urémies aiguës des maladies infectieuses.

C'est ainsi que nous pouvons reproduire ici deux exemples de fièvre typhoïde grave, avec détermination rénale et accidents urémiques. Dans ces deux cas, la médication vomitive a été employée pour combattre ces phénomènes intercurrents, et les malades paraissent en avoir tiré un bénéfice considérable.

On doit préférer dans ces circonstances la poudre d'ipéca aux autres vomitifs. Dans une de nos observations antérieures, nous avons fait mention de l'emploi du tartre stibié en lavages. Cette dernière médication a été quelquefois employée avec succès par M. Lancereaux.

Dans un mémoire déjà ancien, Garcia y Alvarez avait également préconisé cet émèto-cathartique.

Martin Solon, en revanche, ne se montre pas convaincu de son utilité.

Observation XIX (Inédite).

(Communiquée par M. Lancereaux.)

Fièvre typhoïde à détermination rénale précoce. — Accidents urémiques. — Herpès. — Traitement des accidents urémiques par les drastiques et les vomitifs.

La nommée Bouq... (Maria), couturière, âgée de 20 ans, entre à l'hôpital de la Pitié le 12 novembre 1885, salle Lorain, n° 12, service de M. le Dr Lancereaux.

Le début des accidents date du samedi 7 novembre. En rassemblant ses souvenirs, la malade raconte que le mercredi 4 novembre, en rentrant de son travail, elle a été surprise par une averse et toute mouillée.

Elle s'est sentie refroidie à ce moment, a même eu de petits frissons pendant un quart d'heure environ. Mais n'attachant aucune importance à ces malaises, elle s'est couchée et s'est levée le lendemain matin bien portante.

Jeudi et vendredi, 5 et 6 novembre, elle s'est rendue à son travail sans s'apercevoir de rien d'anormal dans sa santé. Samedi 7 novembre, après avoir terminé sa journée de travail, la malade en rentrant chez elle a ressenti une courbature générale. En même temps, elle avait la tête lourde, engourdie.

Cette céphalalgie était d'ailleurs, au dire de la malade, peu intense. Elle se coucha, dormit toute la nuit, et se leva dimanche matin, avec un mal de tête beaucoup plus violent que la veille. Elle eut en même temps des nausées mais pas de vomissements. Inappétence ce jour-là. Malgré cet état, elle sortit pour se promener et ne rentra que le soir à neuf heures, avec une courbature générale et un violent mal de reins. Elle ne dormit pas de toute la nuit.

Le lundi matin, les douleurs de reins avaient disparu, mais le mal de tête persistait et changeait de caractère. Ce n'était plus un engourdissement, mais plutôt une douleur vive, avec élancements dans tout le côté droit de la tête, et rien que de ce côté. En même temps, la fièvre apparaissait très violente.

Depuis ce moment (lundi) la malade a gardé le lit. Mardi, le mal de tête disparut, mais la fièvre persista, toujours aussi vive. Insomnie et inappétence complète. Dans la nuit de mercredi à jeudi, la malade eut des vomissements (quantité : une cuvette environ), et en même temps une diarrhée, d'une couleur analogue à celle des vomissements.

Depuis dimanche, la malade s'était aperçue d'une diminution dans la quantité d'urine qu'elle rendait dans la journée. Elle évalue la quantité d'urine émise par jour à 1/2 litre. Elle urinait peu à la fois, mais assez souvent.

Elle avait une sensation de picotement à l'urètre après la miction. Ses urines étaient rouges, rares, sédimenteuses. La malade n'a jamais eu d'anasarque. Mercredi la malade a vu apparaître ses règles. Enfin jeudi, elle se présenta à la consultation se soutenant à peine, et fut admise.

Etat actuel. — Le visage de la malade est uniformément coloré d'une teinte rouge vif. Les yeux sont brillants, fixes ; les pupilles égales. A la commissure labiale droite, éruption d'herpès, datant, au dire de la malade, au mercredi 11 novembre. La malade garde presque tout le temps le décubitus dorsal.

Insomnie toute la nuit. La malade, au dire de ses voisines de lit, a eu du délire toute la nuit. Elle a geint.

De temps en temps elle s'est plaint en poussant des grognements sourds. Depuis mercredi, les vomissements n'ont pas cessé. Ces vomissements sont d'une couleur bouillon sale, transparents, très abondants. La malade vomit sans grands efforts. Diarrhée. Inappétence complète.

Dans toute la hauteur de la poitrine, et des deux côtés, râles sibilants nombreux.

Urines. — Densité — 1018.

Couleur — rouge foncé.

Réaction — acide.

Albumine — gros flocons par l'acide nitrique et la chaleur.

Sucre — 0.

14 novembre. Le faciès est moins naturel qu'hier. Le teint est moins coloré, les yeux plus abattus. La voix est normale. La malade prétend ne pas voir les objets aussi distinctement que d'habitude. Pupilles égales. La respiration est plus gênée qu'hier; elle est laborieuse, à type diaphragmatique (32 respirations par minute).

A l'auscultation, sibilances dans toute l'étendue de la poitrine.

Depuis hier, la malade a vomi un demi-verre environ de lait mélangé d'un liquide verdâtre. Lavement des peintres; Ipéca 2 gr. 50.

A la suite de sa purgation, elle a eu environ 10 selles. A la suite du vomitif elle a vomi environ une demi-cuvette d'un liquide couleur de bouillon sale.

Abdomen météorisé, langue dépouillée, beaucoup moins sale qu'hier. Pesanteur de tête, soubresauts des tendons. Alors même que le malade est au repos, ses mains sont agitées d'un tremblement presque continuel. Douleur épigastrique. Insomnie. Rêves effrayants.

Pouls dur, 90 pulsations à la minute, 39°.

Prescription : Une pilule avec 1 goutte huile de croton. Lavement des peintres.

14 *novembre soir.* — 39°, 1. Pouls dicrote à 80. Pas de céphalalgie. Plus de soubresauts des tendons. Intelligence nette. Réponses vives. Abolition du réflexe rotulien.

Langue dépouillée sur les bords, saburrale au centre. Rougeur diffuse de la gorge; la malade se plaint un peu de la gorge. Sa pilule d'huile de croton a produit deux selles.

Nausées. Un vomissement bilieux, vert, mélangé de lait. Douleur lombaire contusive. Les règles coulent abondamment.

Sibilances nombreuses dans toute la poitrine. Un peu de toux sans expectoration. Rien au cœur. Pas de taches rosées lenticulaires. Abdomen souple, sans douleur dans les fosses iliaques. Rate un peu volumineuse.

15 novembre. — 5 ou 6 selles depuis hier. Vomissements : un verre de liquide verdâtre mélangé à des caillots de lait. Nausées continuelles.

Urines — 3/4 de litre.

Densité — 1010.

Couleur — foncée.

Albumine — à flots

Examen microscopique de l'urine. Globules rouges nombreux. Leucocytes en assez grand nombre. Quelques cylindres hyalins et granulo-graisseux. Cellules épithéliales du vestibule et des couches superficielles de la vessie.

Soir. Taches rosées lenticulaires dans le dos et à la région épigastrique.

Congestion des deux bases. Diarrhée spontanée, jaune. Douleur dans la fosse illaque droite. Le diagnostic de fièvre continue se confirme.

17 novembre. La malade a ses règles depuis mercredi, c'est-à-dire, depuis 7 jours. Elles sont plus abondantes que de coutume. La malade a dormi cette nuit, potion avec 1 gr. de laudanum. Une selle diarrhéique jaune ocre.

Urines — rouges.

Densité — élevée.

Albumineuses.

Pouls fréquent, dur ; température élevée malgré les lotions. 36 respirations par minute.

2 grammes d'ipéca.

18 novembre. Au dire de ses voisines, la malade aurait eu un peu de délire hier soir et dans la nuit. Elle aurait seulement

prononcé quelques phrases incohérentes. La malade a dû prendre un lavement pour aller à la selle hier soir.

Le caractère des selles a changé. De jaunes qu'elles étaient, elles sont devenues blanchâtres. Elles se présentent sous l'aspect d'un liquide incolore où flottent de petits grumeaux blanchâtres.

Poudre d'ipéca, 2 gr.; 20 ventouses sèches.

19 novembre. La malade est prostrée, abattue, toujours assoupie, et se réveillant en sursaut quand on s'approche de son lit. Délire toute la nuit, principalement à partir de 3 heures du matin. Elle est baignée de sueurs, et laisse échapper ses matières. L'oppression a beaucoup diminué.

Prescription : Lavement de chloral.

20 novembre. 25 ventouses. Lavement froid. Lotions.

21 novembre. Agitation nocturne. Grincements de dents. 39°. Même médication.

23 novembre. Hier au soir à 8 heures, la malade a eu une première hémorrhagie intestinale. Puis à trois reprises différentes, de nouvelles hémorragies. Elles ont duré environ jusqu'à 2 heures du matin. On peut évaluer la quantité du sang rendu à trois bassins. Le sang est noir, liquide; odeur infecte.

Urines. — Rouges.
Albumine — à flots.
Réaction — acide.

Glace sur l'abdomen. Perchlorure de fer à l'intérieur.

23 novembre. La malade est couchée sur le dos, abattue, prostrée; la respiration un peu gênée. Langue humide, dépouillée. Lèvres sèches. Pas de douleurs abdominales.

Abaissement de température du fait des hémorrhagies intestinales, 36°.

Extrait thébaïque 0,10 centigr. Sinapismes. Thé.

24 novembre. La malade a passé une bonne nuit. La prostration a disparu. La malade parle, répond à toutes les questions. Elle se sent beaucoup mieux, 96 pulsations

Dans la poitrine, râles sibilants nombreux, ronflants, principalement du côté gauche. Respiration fréquente (136 par minute). Ipéca, administré pour la 4e fois, à la dose de deux grammes.

25 novembre. La malade a bien reposé cette nuit. Respiration toujours fréquente. Ni vomissements ni diarrhée.

26 novembre. Rougeur au sacrum.

27 novembre. Début de l'eschare, sueurs abondantes de la face et de la poitrine.

28 novembre. Même état, T. 37°,5.

1er décembre. Alimentation, un œuf. Température, le soir, 37°,4.

4 décembre. L'amélioration fait des progrès.

Urines. — Foncées, albumine 0, par la chaleur et l'acide nitrique.

7 décembre. Les urines deviennent claires et abondantes. Pas d'albumine.

9 décembre. *Urines.* — Coloration — jaune clair.
Dentité — 1.008.
Réaction — acide.
Albumine — 0.

14 décembre. Amélioration progressive. L'albumine n'a pas reparu.

21 décembre. Les eschares son à peu près cicatrisées. Les forces reviennent peu à peu. Pas d'albumine.

9 janvier. La malade sort complètement guérie.

Les urines sont examinées le jour de sa sortie :

Urines. — Couleur — jaune pâle
Densité — 1012,
Réaction — acide.
Albumine — 0.
Sucre 0.

OBSERVATION XXI (INÉDITE).

(Communiquée par M. Lancereaux.)

Fièvre typhoïde. — Albuminurie transitoire et accidents urémiques. Traitement par l'ipéca.

Le nommé D..., Joseph, âgé de 24 ans, bitumier, entre le 15 septembre 1885, à l'hôpital de la Pitié, salle Piorry, n° 12, dans le service de M. le Dr Lancereaux.

Ce malade, de bonne santé antérieure, habite Paris depuis deux ans. Il est resté d'abord un an à Grenelle dans une habitation saine, puis un an à la Chapelle dans une rue assez étroite où il habite une petite chambre avec un autre individu. Il se présente à l'hôpital au 4e jour d'une fièvre typhoïde. Samedi 12 septembre il a été pris de maux de tête violents avec inappétence et insomnie. Il quitta tout travail, et se coucha dimanche matin. Il a présenté de la diarrhée dès le début de sa maladie.

A son entrée, il est abattu, sa face est rouge, ses yeux brillants. Il a une fièvre vive. Son pouls est dur, rapide, ample, légèrement dicrote, 96 puls.

Les poumons sont le siège d'une légère congestion. Le malade a une toux sèche

Le ventre est ballonné. Diarrhée abondante; 4 selles hier. Il n'y a pas encore de taches rosées. La pression est peu douloureuse.

2 Lotions.

Potion avec : teinture de digitale . . . . 1 gr.
Laudanum . . . . 1 gr.

17 septembre. Le malade a été très agité toute la nuit.

Teinture de digitale. . . . . 1 gr. 50
Laudanum de Sydenham. . . . . 1 gr. 50

18-20 septembre. L'agitation persiste. Pouls et température élevés.

21 septembre. L'état est grave. Le malade est prostré. Pouls 84. Respirations 36. Température du matin 38°,5 ; au soir 39°,6.

Potion avec :

Liqueur d'Hoffman....	4 gr.
Laudanum............	1 gr.

Le malade est étendu sur le dos et laisse échapper ses matières. Il ne peut exécuter le moindre mouvement. Fatigue et prostration extrêmes.

Langue sèche. Traits tirés. Nez effilé. Yeux brillants, mais sans expression, fixes.

22 septembre. Même état. Le malade est très abattu. Il porte sur les fesses et sur les cuisses une grande quantité de pustules entourées d'une auréole inflammatoire rouge vif. Pouls 88. Respiration 36. Température 38°,9. Il est étendu sans mouvement les yeux fermés.

23 septembre. Grand bain tiède. La température s'abaisse un peu. Le pouls est à 84. Les troubles du côté de la peau s'accentuent. Plaques de purpura au cou et à la paupière inférieure gauche. Pustules nombreuses sur les membres inférieurs. Le malade est un peu plus calme.

24-27 septembre. Même état.

Le 29. Le malade est très oppressé. La respiration est courte (42 à la minute). L'inspiration est pénible, sifflante, accompagnée d'un claquement des lèvres qui s'entr'ouvrent à chaque mouvement d'appel de l'air. Le thorax est dilaté. L'expiration est courte, moins bruyante. Le faciès est rouge, vultueux. La sueur couvre le front, le nez et les joues. Les yeux sont brillants, fixes, le nez effilé ; les lèvres entrouvertes laissent voir les dents recouvertes d'un enduit fuligineux, et la langue sèche et rouge, fendillée. Le ventre est très ballonné, ce qui ajoute encore à la gêne respiratoire. A l'auscultation on entend à peine le murmure d'expansion vésiculaire. L'expiration au contraire est sifflante. Peu de râles.

Diarrhée continue. Il existe au niveau de la cuisse gauche un abcès assez volumineux. Pouls à 100.

2 octobre. La dyspnée persiste. La température tombe à 36°2. Les urines sont albumineuses. On croit à de l'urémie,

Poudre d'ipéca : 2 gr.

3 octobre. La température remonte un peu à 37°, 2. La dyspnée a un peu diminué. 32 respirations. Moins de tirage. 2 gr. d'ipéca.

4 octobre. Le mieux s'accentue. La dyspnée diminue beaucoup (30 respirations) Le malade parle, s'asseoit sans peine. Potion de Todd. Lait.

6 octobre. Urines, 2 litres 1/2.

L'albumine a disparu avec la dyspnée. Le malade a de l'appétit. La température s'élève le soir à 38°, 7. Cette fièvre s'explique par les suppurations multiples dont le malade est couvert.

8 octobre. Le mieux s'accentue encore.

Urines. — 2 litres.

Densité — 1012.

Albumine — 0.

12 octobre. On ouvre un volumineux abcès de l'aisselle, qui guérit rapidement.

Le 3 novembre, le malade part pour Vincennes. L'albumine a définitivement disparu des urines.

CONCLUSIONS

1° Autant qu'on en peut juger dans l'état actuel de nos connaissances, l'urémie doit être regardée comme une intoxication complexe et non comme un empoisonnement par une seule substance accumulée dans l'organisme.

2° Deux méthodes sont en présence pour combattre cette intoxication : La première, qu'on pourrait appeler *méthode de réduction*, a pour but de neutraliser les principes toxiques ou d'empêcher leur formation dans l'économie. La seconde, *méthode d'élimination* cherche à suppléer à l'imperméabilité rénale par une action vicariante sur un autre émonctoire.

3° La première méthode a déjà fourni des résultats encourageants. Mais elle est actuellement à l'étude, et il est bon de réserver encore son application exclusive.

4° Pour éliminer les poisons de l'organisme, on s'est adressé à la peau. La chimie biologique et l'expérience clinique s'unissent pour condamner à peu près définitivement l'emploi des sudorifiques. La surface pulmonaire est également une voie d'exhalation négligeable dans l'affection qui nous occupe.

5° L'anatomie pathologique et l'observation des malades montrent, au contraire, que la dérivation naturelle s'essaie sur le tube digestif. Les purgatifs drastiques, suffisamment répétés, sont applicables à *tous* les cas. Ils forment la base du traitement de l'urémie.

6° Les diurétiques ont une action encore plus rapide et plus efficace. Mais ils ont quelques contre-indications, et le relèvement du taux de l'urine s'obtient souvent difficilement.

7° La saignée constitue une médication d'urgence. Elle n'est guère applicable qu'aux urémies aiguës, comme celle de la grossesse. Dans les formes chroniques, elle est parfois indiquée par la stase pulmonaire.

8° Les révulsifs sont justifiés chaque fois qu'on peut croire à un état congestif du rein. Dans les cas extrêmes et difficiles, il est possible qu'on se trouve bien de l'établissement d'un exutoire à demeure.

9° La forme symptomatique et la notion étiologique fournissent peu d'indications spéciales. Contre les convulsions, le médicament le plus utile paraît être le chloral. Dans l'urémie respiratoire, les inhalations d'oxygène seront employées avec avantage.

10° Les vomitifs donnent d'assez bons effets dans l'urémie des fièvres.

INDEX BIBLIOGRAPHIQUE

ALBUTT (Clifford). — British. med. Journal. Novembre 1877.

BOEGEHOLD. — Pilocarpin bei Urämie. Deutsch. med. Wosch. 1879. Rev. des sciences médicales, 1879, p. 519.

BALL. — Leçons sur les maladies mentales.

— Traitement des néphrites par la digitale. Paris médical, 1881.

BARTELS. — Maladies des Reins (annotées par Lépine). Paris, 1884.

BARDENHEWER. — Berlin. Klin. Wosch. Septembre 1878.

BERNARD. — Des paralysies dans l'urémie. Th. Paris, 1885.

BLOCH (Paul). — Du jaborandi, son emploi thérapeutique dans le mal de Bright. Th. Paris, 1878.

BOUCHARD. — Thérapeutique pathogénique de l'urémie, Semaine médicale. 25 novembre 1885.

BOUCHARD. — Cours de la faculté.

BRAUN. — Berliner. Klin. Wosch. 1879.

BRUEM. — Philadelphie medical Times, 1878.

CANTIERI. — Lo sperimentale, 1879.

CHANTEMESSE et TENESSON. — Revue de médecine, 1885, p. 935.

CUFFER. — Th. Paris, 1878.

DIEULAFOY. — Transfusion dans le mal de Bright. Société médicale des Hôpitaux, 1884, et Gaz. hebdomadaire, 1884.

DOMMERGUES. — Th. Paris, 1881.

DUJARDIN-BEAUMETZ. — Leçons de clinique thérapeutique. T. II. Paris, 1883.

— Société de thérapeutique, 1873.

FELTZ et RITTER. — Comptes rendus de l'Académie des Sciences. 1878.

— De l'urémie expérimentale. Nancy, 1881.

GARCIA Y ALVARÈS. — El Telegrapho medico, 1847.

GUBLER. — Article Albuminurie du Dictionnaire Encyclopédique. 1865.

— Commentaires thérapeutiques du Codex. Paris, 1886.

HIRTZ. — Des diurétiques dans la maladie de Bright. Bull. de Thérap., 1865, p. 145.

JACCOUD. — Traité de pathologie interne. 7e édition, 1883.

— Clinique de la Pitié, 1886.

JAQUET. — Beiträge zu Geb. und Gyn. 1872-1876.

JAULIN. — Du traitement des néphrites par la digitale. Th. Paris, 1884.

KELLY. — Lancet. 19 novembre 1881.

KIRK (Robert). — Quelques remarques sur l'urémie avec des observations d'hydropisies scarlatineuses traitées par la saignée. Glasgow medical Journal, avril 1877.

LABADIE-LAGRAVE. — Article Urémie du nouveau Dictionnaire de Médecine et de Chirurgie pratiques.

LANCEREAUX. — Article Rein du Dictionnaire Encyclopédique.

— Atlas d'anatomie pathologique.

— Union médicale, 1885.

— Leçons cliniques inédites.

LECORCHÉ. — Traité des maladies des Reins. Paris, 1875.

MARTIN-SOLON. — De l'albuminurie. Paris, 1838, p. 275 et suivantes.

MORAT et ORTILLE. — Comptes rendus de l'Académie des sciences, 1879.

MUNK. — Berliner Klin. Wosch. 1861.

PETER. — Cliniques médicales.

PICOT. — Grands processus morbides. Paris, 1871.

RAYER. — Traité des maladies des reins. Paris, 1839.

RAYMOND. — Revue de médecine, 1885, p. 705.

ROSENSTEIN. — Traité pratique des maladies des Reins. (Traduction Bottentuit et Labadie-Lagraye. 1874).

RIBAIL. — Thèse, Paris, 1886.

RUEFF. — Néphrite parenchymateuse; pilocarpine. Guérison. Gaz. des Hôpitaux, 1879.

SCHOTTIN. — Arch. der Heilk. 1860.

SOYER. — Th., Paris, 1885.

THOMAYER. — Wiener med. presse, 1882.

ZALESKY. — Untersuchungen bei der Urämischen Process. Tubingen, 1865.

TABLE DES MATIÈRES

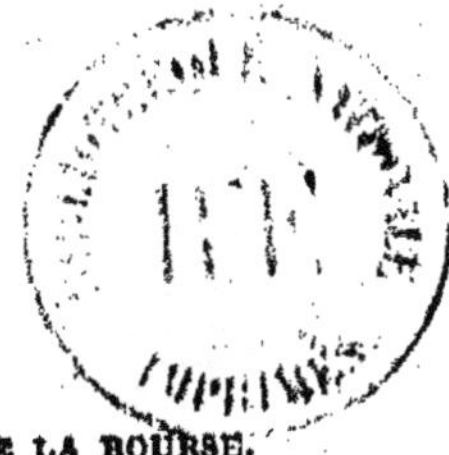

HAVRE. — IMPRIMERIE DU COMMERCE, 3, RUE DE LA BOURSE.

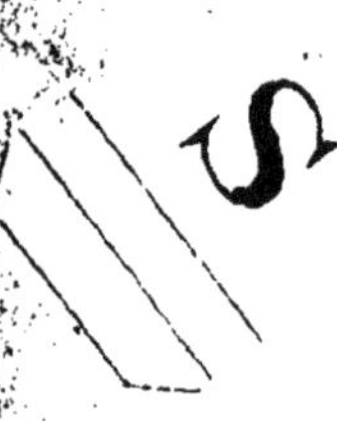

HAVRE. — IMPRIMERIE DU COMMERCE, 3, RUE DE LA BOURSE.

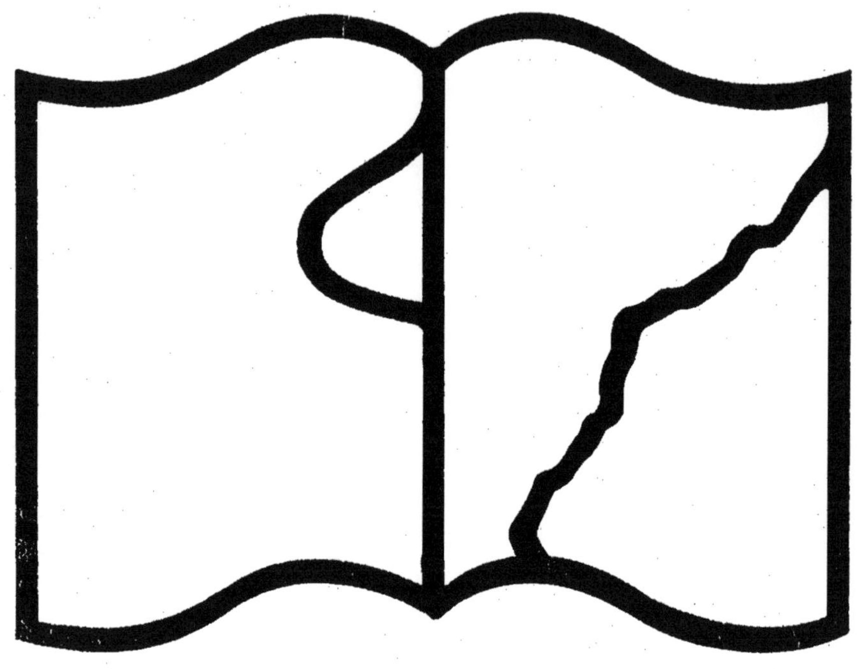

Texte détérioré — reliure défectueuse

NF Z 43-120-11

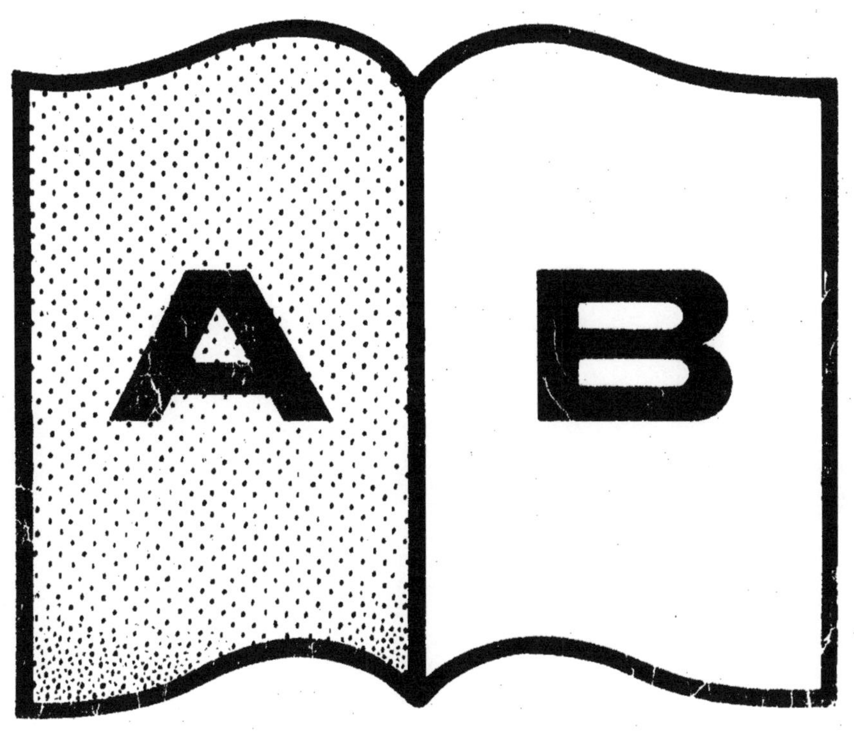

Contraste insuffisant

NF Z 43-120-14

www.ingramcontent.com/pod-product-compliance
Ingram Content Group UK Ltd.
Pitfield, Milton Keynes, MK11 3LW, UK
UKHW020239220726
13923UKWH00002B/746